AF383786

PHARMACODYNAMIE

ET

APPLICATIONS CLINIQUES

DE LA

Médication par le Pagéol

PAR LE

DOCTEUR OTT

Ancien Médecin en Chef des Hôpitaux Militaires

Prix : 3 Francs

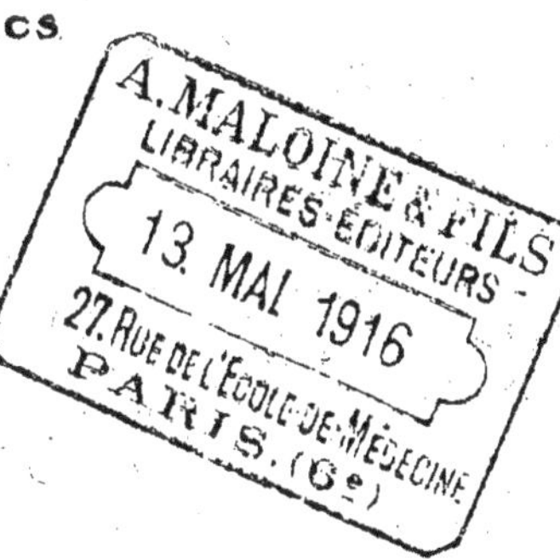

PARIS

GRANDE LIBRAIRIE MÉDICALE A. MALOINE ET FILS

27, Rue de l'École-de-Médecine, 27

TABLE DES MATIÈRES

PRÉFACE

L'ESTOMAC n'est pas, comme on l'entend répéter trop souvent, la place forte de l'organisme : ce sont les reins et la vessie, en un mot l'appareil urinaire tout entier, véritable dépurateur de l'organisme.

En effet, le docteur Légerot, l'éminent professeur de physiologie d'Alger, en a apporté récemment l'éclatante démonstration : « La question de l'évacuation des déchets urinaires est plus importante encore que celle de l'alimentation; si l'on peut vivre quelques semaines sans manger, on ne peut vivre que quelques jours sans uriner. Il faut uriner ou mourir (I) ».

Voilà pourquoi les maladies des voies urinaires excitèrent de tout temps la sagacité des cliniciens, qui ont sans cesse reculé les bornes de leur diagnostic, tandis qu'elles sollicitaient de la part des thérapeutes ces expérimentations fécondes qui devaient aboutir à la découverte du pagéol.

Aussi le moment nous semble-t-il venu de dresser en quelque sorte l'inventaire systématique des acquisitions nouvelles de la science urologique et de le présenter sous une forme un peu inédite, c'est-à-dire en ne bornant pas notre étude à des lésions d'organes, mais en présentant la synthèse de grands syndromes urinaires. C'est dire que nous n'étudierons pas d'une façon analytique les maladies du rein, de la vessie ou d'une autre partie des voies urinaires, mais que mis en face d'un malade qui rejette par exemple du pus ou du sang, nous rechercherons à quels caractères on peut reconnaître que ce pus ou ce sang viennent du rein, de la vessie ou d'ailleurs, en un mot comment on peut faire un diagnostic précis, dont le couronnement sera une thérapeutique efficace.

Nous verrons ainsi le rôle primordial de la congestion en pathologie urinaire. Nous verrons l'albuminurie provoquée souvent par la congestion simple; comment elle se transforme vite en hématurie quand cette congestion est aiguë, et combien vite elle se complique elle-même de pyurie, pour peu que l'urine renferme quelques germes, dont la congestion vasculaire exaltera la virulence. Et cette étude nous permettra du même coup d'apprécier toute la valeur d'une médication anticatarrhale aussi intensive que la médication pagéolique. Nous verrons aussi quelles conditions fâcheuses crée pour la vessie, dont la fonction est d'être un réservoir aseptique de l'urine dans l'intervalle de ses émissions, le rejet de pierres ou de sucre par les urines.

(I) *Pharmacodynamie et applications cliniques de l'urodonal* (MALOINE, éditeur).

Nous verrons enfin cette congestion, trop souvent infectieuse, occasionner la spermatorrhée et l'hémospermie, à cause des liens étroits qui unissent, chez l'homme notamment, l'appareil génital à l'appareil urinaire.

Mais notre étude ne se bornera pas aux divers troubles de la sécrétion *urinaire : nous aborderons, dans le même esprit, l'étude des troubles de ce que nous appellerons le* débit *urinaire. Nous verrons là encore une congestion légère provoquer la polyurie, tandis que, si elle se prolonge par trop, elle pourra être suivie d'oligurie et même d'anurie. Et cela nous permettra de vérifier une fois de plus cette grande loi de pathologie générale, que les effets produits par une même cause varient selon que cette cause diffère elle-même dans son intensité ou dans sa durée d'action. Nous étudierons les opsiuries ou mictions retardées, les dysuries ou mictions douloureuses, les rétentions si souvent compliquées d'infection. Et cela nous permettra d'apprécier, à de nouveaux points de vue, la valeur anesthésiante et bactéricide de la médication pagéolique.*

Nous terminerons enfin par l'étude complète de la blennorragie et de ses complications chez l'homme et chez la femme, aussi bien sur l'appareil génital que sur l'appareil urinaire. Nous verrons comment, avec le pagéol, le premier stérilisateur des voies urinaires, *il est aussi aisé d'éviter chez l'homme l'orchi-épididymite, cause de stérilité, et le rétrécissement, cause d'impuissance, que, chez la femme, la métrite et la salpingo-ovarite, causes de stérilité. Nous verrons comment, avec le pagéol, on peut faire vraiment la chasse au gonocoque, comment on peut le tuer jusque dans les replis les plus intimes de l'organisme où il se cache, et terrasser enfin cette blennorragie qui, trop souvent encore autrefois, devenait une maladie générale, quand elle ne dégénérait pas en une véritable maladie mentale. Et, ce faisant, nous aurons conscience d'avoir rendu quelque service aux nombreux malades atteints d'une des multiples affections des voies urinaires.*

Cela ne nous empêchera pas, en passant, de dire quèlques mots des médications succédanées du traitement par le pagéol; nous avons spécialement en vue ici son alliée fidèle, la médication par l'urodonal. Et souvent, alors que le pagéol, le premier stérilisateur des voies urinaires, aura fait son œuvre de cicatrisation, nous verrons intervenir l'urodonal, pour faire leur grand lavage, et entraîner au dehors les derniers germes de l'infection.

Docteur OTT,
Ancien Médecin en Chef des Hôpitaux Militaires,
Chevalier de la Légion d'honneur.

Nous remercions M. J.-L. Chatelain qui a bien voulu mettre à notre disposition la quantité de pagéol nécessaire à l'expérimentation dont ce travail est le compte rendu fidèle.

PREMIÈRE PARTIE

PHARMACODYNAMIE
DU
PAGÉOL

Le nombre des antiseptiques urinaires est infini, et pourtant il semble que chaque nouvelle spécialité qui apparaît soit accueillie avec une certaine faveur par le corps médical.

Ceci tient à deux raisons. Tout d'abord, le but que visent les spécialistes est intéressant par lui-même, en ce sens qu'ils tentent tous, en général, d'extraire les principes actifs des anciennes drogues vantées autrefois, — et qui ont fait leurs preuves, — et de les présenter au public sous la forme de sels bien définis chimiquement, plus faciles à absorber sous un moindre volume et possédant toujours la même valeur thérapeutique, ce qui ne saurait être avec le suc total de la plante.

La seconde raison, c'est que le genre de maladies auxquelles s'adressent les antiseptiques urinaires est un des plus ingrats que le médecin ait à traiter dans sa clientèle journalière, soit que le remède ne soit pas assez efficace, soit que le malade fasse des écarts de régime ou de conduite, soit que, de par la nature de son tempérament, l'affection dont il souffre s'éternise, comme cela arrive pour les tempéraments lymphatiques ou arthritiques.

Voilà donc qui explique et justifie les efforts incessants des spécialistes qui essaient sans cesse d'améliorer et de renforcer l'arsenal thérapeutique.

Le corps médical semble de plus en plus renoncer à l'usage du vieux copahu, qui rendit certes en son temps de nombreux services, mais qui a l'inconvénient de trop fatiguer l'estomac, d'être trop souvent toxique pour le rein, et de causer des éruptions. Ce sont surtout les troubles gastriques qui l'ont fait rejeter : chaleur épigastrique, vomissements, anorexie, coliques.

Le santal a actuellement, et à juste titre, la faveur du corps médical. Les préparations pharmaceutiques en sont des plus nombreuses. Il présente une supériorité sur le copahu qui semble réelle, en ce sens qu'il aurait plus de valeur thérapeutique, avec ses inconvénients réduits au minimum. Néanmoins, on ne peut pas dire, ainsi que l'ont démontré les recherches les plus récentes, que l'essence de santal soit un produit défini : sa composition varie naturellement suivant la provenance du bois dont elle a été retirée. Par suite, sa posologie est incertaine, et trop souvent encore, même avec des doses moyennes, on constate des congestions rénales et des troubles gastro-intestinaux, ce qui ne permet pas d'utiliser toutes les remarquables propriétés antiblennorragiques de ce produit.

C'est ce qui a engagé l'inventeur du pagéol à entreprendre des recherches pour isoler dans l'essence de santal un sel qui en posséderait toutes les propriétés antiblennorragiques, mais qui, étant un corps bien défini, pourrait être utilisé, à des doses données, par les praticiens assurés d'en obtenir toujours les mêmes résultats. C'est de ces recherches qu'est résulté le bicamphocinnamate de santalol et de dioxybenzol (déposé sous le nom de balifostan). Voici, à titre documentaire, pour les médecins que cela pourrait intéresser, la constitution chimique de ce corps :

$$CH^2-CH-CO-O-C \diagup \begin{array}{c} CH-C-O-CO-CH=CH-C^6\ H^5 \\ \| \qquad\qquad\qquad \| \\ CH \\ \diagup \\ CH=CH \end{array}$$

$$C \diagup{}^{CH^3}_{CH^3}$$

$$CH^2-C-CO-O-C^{15}\ H^{23}$$
$$|$$
$$CH^3$$

L'étude pharmacologique du pagéol a été faite d'une façon aussi soignée que complète par M. le Docteur Fleury, professeur de Matière médicale à l'École de Médecine de Rennes, Inspecteur départemental des pharmacies. Nous ne croyons pouvoir mieux faire que de publier ici un extrait de ce remarquable mémoire, qui eut un grand retentissement lorsqu'il fut présenté dans les milieux scientifiques (1) :

« … Qu'est-ce donc, ce balifostan? Mais tout bonnement un éther, un éther complexe dans lequel le santalol n'est pas la seule base qui soit éthérifiée. Le santalol qui était, nous l'avons dit, partiellement éthérifié dans l'essence de santal, le sera totalement dans le balifostan, pas par les mêmes acides, voilà tout, et il le sera conjointement à un autre corps, un dihydrooxybenzol, la *résorcine*.

« Pourquoi la résorcine? C'est que ce phénol s'élimine par l'urine, qu'il rend antiseptique, et qu'il est très peu toxique pour l'homme puisque J. Andeer, cité par Manquat, a pu en ingérer jusqu'à 10 grammes sans inconvénient. Il s'ensuit que, par l'emploi de la résorcine, l'urine, déjà antiseptisée par la présence du santalol éliminé par les reins, le sera davantage encore. Le passage d'une telle urine à travers les voies urinaires, l'urètre, en particulier, équivaut, thérapeutiquement s'entend, à celui d'une injection antiseptique. L'injection est faite en sens contraire, voilà tout ! Le résultat est le même, mais est atteint plus aisément, sans instrument. La vessie remplace le corps de la seringue ou le bock, et le lavage a lieu de dedans en dehors.

« Comment maintenant éthérifier ces corps? Quels acides choisir? Le choix fut judicieux. On s'adressa d'abord à un acide qui se prépare par oxydation de cette essence concrète, éminemment antiseptique, qu'est le camphre, l'acide camphorique. Celui-ci s'élimine rapidement par l'urine; aussi M. Bohland l'a-t-il conseillé dans le traitement des maladies des voies urinaires et surtout dans la cystite chronique. Plus alors de fermentation ammoniacale de l'urine. L'acide camphorique, en acidifiant le liquide, la jugule entièrement.

---

(1) Note à l'Académie des sciences.

« Pour compléter l'action de l'acide camphorique, lui adjoindre un synergique, l'inventeur du balifostan pensa à un autre acide qui depuis longtemps a fait ses preuves en thérapeutique, soit que l'on ait recours à lui-même — ce qui arrive quelquefois — soit, plutôt, qu'on utilise les produits naturels qui le renferment. Ces derniers sont très connus : ce sont les baumes, les baumes proprement dits avec le Styrax, le baume du Pérou et celui de Tolu comme chefs de file, tous antiseptiques de première valeur. Que trouve-t-on dans leur composition? De la résine, dissoute dans une essence aromatique, un peu de vanilline, mais principalement deux acides. L'un est celui qui nous occupe, l'acide cinnamique, l'autre, son analogue, l'acide benzoïque, et ces acides y figurent partie libres, partie combinés à l'alcool benzylique, formant par suite des éthers. Qu'a-t-on fait pour préparer le balifostan? On a donné la préférence au premier de ces acides aromatiques, plus actif que le second. Tous deux d'ailleurs jouissent de propriétés voisines, ils rendent acides les urines, inoffensives les bactéries qu'elles renferment, point extrêmement important quand on est en présence de pyélites et de cystites. En résumé, le balifostan nous offre : 1º de l'acide camphorique; 2º de l'acide cinnamique, ces acides étant combinés avec le santalol et la résorcine pour constituer un éther complexe fort actif en raison de l'heureuse association de quatre antiseptiques urinaires et merveilleusement toléré.

« L'inventeur du pagéol aurait pu s'en tenir là, mais il a voulu faire mieux, de façon à parfaire l'ensemble qu'il cherchait à réaliser. On s'est à propos souvenu que la *Grindélie*, plante des marais salés de Californie, avait été conseillée par Huchard dans le traitement des néphrites. Toutefois ce n'est pas la grindélie qu'il adopta. Il lui préféra une synanthérée voisine, non pas géographiquement parlant, car cette autre croît au Chili, mais voisine au point de vue des caractères botaniques et des propriétés thérapeutiques. Cette plante extrêmement résineuse, à ce point que, sèche, elle semble avoir été trempée dans un bain de résine, est l'*Hysterionica baylahuen*. Au Chili, on en utilise les sommités dans le traitement des maladies des poumons et des voies urinaires. En France, le docteur Baillé l'a étudiée dans le service de Dujardin-Beaumetz et a obtenu des résultats remarquables dans des cas de blennorragie. Il a signalé qu'elle ne provoque pas de diarrhée et a insisté sur ce fait qu'elle modifie la qualité de l'urine, dont elle diminue la mauvaise odeur. L'Hysterionica méritait d'être mieux connue en France. Grâce au pagéol, elle y prend droit de cité.

« Le Chili ou les républiques voisines, l'Argentine et le Pérou, vont nous fournir le dernier composant du produit sus-désigné. C'est une plante que l'on voit quelquefois dans nos jardins, où on la cultive pour l'ornementation. Son port rappelle celui des bruyères et on peut la confondre avec certaines d'entre elles quand elle n'est pas en fleurs. A ce moment l'erreur est difficile, la fleur étant celle d'une solanée nettement caractérisée.

« On nous permettra d'insister sur les propriétés spéciales peu connues et peu utilisées de cette plante appelée *Pichi* ou plus scientifiquement *Fabiana imbricata*. Jusqu'ici elle avait été employée d'une façon un peu empirique sous la forme de décoction, comme diurétique et antiseptique rénal. C'était la partie ligneuse de la plante, rameaux et tiges, qui était usitée comme étant la plus active, mais la décoction de ce bois a une saveur aromatique très amère, ce qui rend la préparation désagréable à prendre; de plus ses effets sont forcément sujets à variation, puisqu'ils dépendent de la teneur plus ou moins grande du bois en alcaloïdes.

« Aussi dans le pagéol a-t-on fait entrer un extrait mou, élastique, de couleur jaune fauve, extrait qui représente l'ensemble des principes actifs de la plante. Ce produit, qui renferme, outre le phosphate de magnésie, que la plante contient en grande abondance, la *fabianine* et l'*acide fabiana-tannique*, jouit d'un *effet toujours constant* et autrement énergique que la simple décoction du bois.

« L'association dans le pagéol des principes actifs du pichi au nouveau sel synthétique de santalol et résorcine introduits dans la thérapeutique, peut donc être à juste titre considérée comme particulièrement efficace.

« Les docteurs Boyer et Dujardin-Beaumetz ont employé le pichi contre les catarrhes des voies urinaires; le docteur Le Menant des Chesnais lui a reconnu, en 1888, des propriétés sédatives et antiseptiques dans les affections urinaires; le docteur Danet atteste qu'il rend limpides les urines muco-purulentes. Nous pourrions multiplier ces citations qui prouvent l'efficacité de ce médicament, mais à quoi bon insister quand nous aurons ajouté que Friedlander, de son côté, estime qu'il est spécifique des maladies des voies urinaires, préférable au copahu et même au santal dans le traitement des pyélites et des néphrites. Comment, en ces conditions, négliger de le faire entrer dans une préparation destinée à les combattre?

« Sous l'influence de cette drogue, le pichi, les urines deviennent acides tout comme cela se passe avec l'acide camphorique (ce qui arrête la culture des bactéries dans la vessie). Ajoutons à cela que le pichi ne fatigue nullement le tube digestif, qu'il stimule le foie et favorise la sécrétion de la bile. Dernière action qui n'est pas à dédaigner.

« Concluons : le pagéol réalise un merveilleux ensemble, une fédération savamment combinée des principaux agents qui ont fait leurs preuves dans la thérapeutique des affections des voies urinaires. Stimulant léger du rein par le santalol qu'il renferme, balai des voies d'évacuation de l'appareil urinaire depuis les calices et le bassinet (*pyélites*) jusqu'à l'urètre (*uré-trites*) en passant par les uretères et la vessie (*cystites*), il régénère tout ce qu'il touche, combattant sur sa route le fâcheux gonocoque qu'il extermine dans ses refuges. Que demander de plus? Une chose, en vérité ! Ne pas avoir besoin de s'en servir ! »

Un grand nombre de médecins ont actuellement étudié le pagéol. Parmi les propriétés du pagéol bien établies actuellement en clinique par des milliers d'observations, nous n'en retiendrons que trois : c'est un *a ti-catarrhal général et local*, un *anesthésiant direct* et un *bactéricide*.

ACTION ANTICATARRHALE

C'est tout d'abord un anticatarrhal général contre toutes les phlegmasies, parce que c'est un ischémiant. Il modère en effet l'afflux sanguin et diminue ainsi la suppuration dans les inflammations aiguës pour la tarir à la longue.

Ce qui prouve bien cette propriété générale du remède, c'est son action contre les catarrhes bronchiques et contre les diarrhées chroniques qui ne sont en somme qu'un catarrhe intestinal. En tout cas son action contre le catarrhe urinaire, spécialement de la blennorragie, est certaine, élective même, pourrait-on peut-être dire.

ACTION ANESTHÉSIANTE

Le pagéol agit donc contre l'élément inflammation de la maladie.
Il agit aussi contre l'élément douleur. Son action semble être une action
anesthésiante directe, par paralysie des terminaisons nerveuses superficielles
des muqueuses des voies urinaires. Il empêche ainsi le malade d'éprouver
les sensations douloureuses que lui cause l'irritation inflammatoire de tissus
aussi sensibles que ceux des voies urinaires. Il pourra donc rendre des services, non seulement dans la blennorragie, mais dans les crises des calculeux
et dans les coliques néphrétiques. Il n'a pas d'ailleurs que des propriétés
anesthésiques locales, il exerce aussi une action modératrice légère du système nerveux central, et cause, chez les sujets qui en absorbent, une som-
nolence et un abattement très légers, qui sont un effet succédané du remède,
ayant bien son utilité.

ACTION BACTÉRICIDE

Enfin le pagéol a un effet bactéricide, qu'on peut démontrer expérimentalement. En effet il est aisé de constater qu'après traitement, les
colonies microbiennes qu'on ensemence ont un développement moindre et
bien plus tardif qu'avant. Une autre façon de le vérifier consiste à remarquer que l'urine reste bien plus longtemps limpide et plus lente à putréfier
après traitement qu'avant. Cela peut tenir en partie à ce que le pagéol
met en liberté dans l'urine des acides résiniques, qui non seulement lui
conservent sa réaction normale, mais qui tendraient même plutôt à l'aci-
difier.

Contrairement aux autres balsamiques, copahu, térébenthine, on peut
administrer le pagéol non seulement à la période de déclin ou d'état, mais
même à la période de début de la blennorragie ; ainsi pourront être diminuées
les indications des traitements émollients ou alcalins qui ne sont pas sans
avoir leurs inconvénients, trop connus des médecins pour que nous y insis-
tions ici, et dont souffrent trop souvent les malades qui se soignent tout
seuls. Étant bien supporté par l'organisme, ne donnant pas de douleurs
lombaires, ne causant pas non plus de pyrosis, il sera bien toléré par
l'estomac et pourra être continué pendant tout le temps de la maladie,
jusqu'à ce que l'écoulement soit complètement tari.

DEUXIÈME PARTIE

APPLICATIONS CLINIQUES

LES GRANDS SYNDROMES URINAIRES

I. — TROUBLES PATHOLOGIQUES
DE L'EXCRÉTION URINAIRE

LES PYURIQUES
« *PISSEURS DE PUS* » de CATHELIN

« Le syndrome pyurique, dit avec raison Cathelin, le distingué chirurgien en chef de l'hôpital d'urologie, est certainement un des plus fréquents parmi les grands syndromes urologiques; aussi convient-il au praticien, qui peut en observer journellement des exemples, de connaître la marche à suivre pour déceler l'origine d'une suppuration de l'appareil urinaire, car le traitement diffère essentiellement avec le segment en cause. » Rien de plus vrai, car les « pisseurs de pus », pour reprendre l'expression imagée de Cathelin, sont légion, et tout malade soigneux s'empresse d'aller consulter son médecin, quand il a remarqué ce trouble caractéristique dans son urine.

Signalons de suite une cause d'erreur pour l'écarter. Le malade a des urines qui sont émises claires, mais qui se troublent ultérieurement. Si elles s'éclaircissent par addition d'alcali, de soude, c'est que le trouble est dû au dépôt d'urates, qui n'est pas toujours forcément de couleur rouge-brique, mais peut être jaunâtre. Le malade est justiciable dès lors de la médication par l'urodonal, qui éclaircira les urines en dissolvant l'acide urique. Si elles s'éclaircissent au contraire par addition de quelques gouttes d'acide, c'est que le trouble est dû au dépôt de phosphates terreux : le malade perd son phosphore, s'affaiblit, car le phosphore est indispensable au fonctionnement du corps. Si les urines restent troubles enfin, c'est que leur trouble est bien dû à la présence de pus. Il faut avoir bien présentes à l'esprit ces causes possibles d'erreur, car en hiver les urines se troublent par refroidissement et, en été, parce qu'elles sont en général concentrées : une bonne partie de l'eau s'évaporant par la peau sous forme de sueur. On ne peut donc affirmer d'emblée la pyurie, que quand 'urine sort trouble directement de la vessie.

Poussons un peu plus loin notre investigation. D'où peut venir ce trouble des urines, car l'appareil urinaire comprend plusieurs parties. Nous dirons qu'il a trois origines possibles : sa partie inférieure, l'urètre et la prostate; sa partie moyenne, le réservoir vésical; sa partie supérieure, le filtre rénal. Il ne nous reste plus qu'à voir comment, par l'examen direct des urines, on peut toujours prévoir et souvent savoir exactement quel est le segment malade de l'appareil urinaire.

I. Commençons par la pyurie d'origine urétrale ou prostatique. Elle a des caractères bien nets. Si l'on fait uriner le malade dans deux verres, on remarque que le premier jet de l'urine, balayant le canal, entraîne quelques gouttes de pus qui troublent le premier verre, tandis que les urines du second verre sont claires. C'est l'urétrite aiguë de la blennorragie. Dans l'urétrite chronique, les urines ne sont pas troubles à proprement parler, mais sont mélangées de filaments dits épithélio-purulents qui, après avoir flotté un instant, ne tardent pas à se déposer dans le fond du verre. Dans la prostatite chronique, la compagne habituelle de l'urétrite chronique, on observe aussi des filaments en virgule dans l'urine, quelquefois pendant lé cours de son émission, le plus souvent à la fin, quand la prostate se contracte à la suite des dernières contractions vésicales. Tels sont les caractères de la pyurie de l'appareil urinaire inférieur, urètre et prostate : quel en est le traitement? Il est bien simple. C'est dans tous les cas un écoulement de nature microbienne, gonocoque, streptocoque, staphylocoque, colibacille : ces trois derniers microbes étant d'ailleurs beaucoup plus rebelles à la thérapeutique que le gonocoque. C'est donc une médication antimicrobienne intensive, telle que la représente la médication par le pagéol, qu'il faut leur opposer. Essayer de les tuer par lavages ou injections, il n'y faut pas songer, car ils sont situés dans la profondeur des glandes, et on ne peut les y atteindre qu'en réalisant l'imprégnation pagéolique exacte des glandes du canal de l'urètre et de la prostate. On frappera le grand coup d'emblée : 16 capsules de pagéol dès le premier jour et continuer jusqu'à disparition du pus. Rarement une seconde cure sera nécessaire : si elle l'était, on la recommencerait dans les mêmes conditions.

II. Continuons notre étude, et voyons à quels caractères on peut reconnaître que le pus vient de la partie moyenne de l'appareil urinaire, du réservoir vésical. C'est facile. Le pus vésical, comme dit le maître Cathelin, « est un pus floconneux et miscible à toute l'urine quand on agite le vase qui le renferme, pus blanc grisâtre, nuageux et flottant, ressemblant à des tampons d'ouate hydrophile très divisée ». C'est une pyurie totale, c'est-à-dire que les urines sont troubles pendant toute la durée de la miction. C'est une pyurie continuelle, c'est-à-dire que la vessie qui suppure suppure toujours d'une égale quantité, ce qui la distingue de la pyurie rénale intermittente. C'est une pyurie qui n'est pas très abondante, ce qui la distingue encore de la pyurie rénale. Nous ajouterons aussi, pour être complet, qu'une vessie qui sécrète du pus est une vessie sensible, une vessie qui se contracte souvent et dont les contractions sont aussi fréquentes qu'impérieuses : c'est une vessie qui a de la cystite. La pyurie vésicale est donc assez facile à reconnaître d'après ce faisceau de preuves. Elle n'est pas moins facile à traiter. Une vessie qui sécrète du pus est une vessie qui souffre, une vessie qui a besoin d'être pansée. Mais que font toutes les injections, tous les lavages calmants qu'on ne peut y faire pénétrer qu'en la traumatisant? Le pagéol, au contraire, réalise un merveilleux pansement intravésical en tapissant sa muqueuse d'un véritable revêtement à base des essences qui le composent, revêtement qui l'isole d'une urine infectée et lui permet ainsi de se cicatriser, en tarissant les sources de la suppuration. Les essences en général et, en particulier, celles qui entrent dans la composition du pagéol, outre leurs vertus anesthésiantes, ont des propriétés antiseptiques remarquables ; mais il ne suffit pas de calmer la douleur et de faire de l'antisepsie, il faut faire le lavage vésical dans l'intervalle des repas: ce lavage se fait en faisant dissoudre trois fois par jour une cuillerée à soupe d'urodonal dans un verre d'eau aussi froide que possible. On évitera ainsi l'alcalinisation des urines, qui n'a que trop de tendances à se faire dans une vessie infectée, avec formation consécutive de calculs phosphatiques. C'est en effet le défaut d'acidité de l'urine qui cause la précipitation des phosphates. On comprend dès lors, sans plus insister, le danger des eaux minérales ou des potions alcalines dans le traitement de la cystite purulente, encore trop usitées de nos jours, sous le fallacieux prétexte *d'adoucir les urines*. On peut observer aussi de la pyurie d'origine vésicale dans une vessie infectée à la suite de l'irritation provoquée par la présence d'un calcul. On peut en observer chez les prostatiques rétentionnistes à bas-fond vésical infecté. Les indications sont les mêmes dans tous les cas : calmer la douleur, tarir la suppuration, faire le lavage de l'organe. Avec le pagéol et l'urodonal on peut tout faire en thérapeutique vésicale.

III. Il nous reste à voir à quels caractères on peut reconnaître que le pus vient de la partie supérieure de l'appareil urinaire, c'est-à-dire du filtre rénal. Notons tout d'abord que ces urines purulentes doivent être assez caractéristiques, puisque le professeur Guyon a pu les appeler *urines rénales*. Elles sont tout d'abord troubles en totalité, quelquefois plutôt louches que franchement troubles; elles sont pâles, comme décolorées. « L'urine, dit le professeur Leguèu, a une teinte lactescente, un peu brillante même; elle a perdu sa couleur jaune ». D'autre part, la pyurie d'origine rénale est une polyurie trouble, c'est-à-dire que les urines sont rendues en grande quantité, plus de 2 litres et souvent 3 et 4 par jour. Elles ne renferment pas nécessairement de grandes quantités d'albumine du pus, souvent quelques centigrammes au lieu de quelques grammes dans la pyurie vésicale. D'autres fois elles renferment de très grandes quantités de pus, 14 à 15 grammes, au contraire de la pyurie vésicale qui est rarement de plus de 4 à 5 grammes ; c'est ce qu'on observe dans les pyélo-néphrites ou les pyo-néphroses tuberculeuses. Il se forme alors au fond du vase un dépôt dense de un ou deux travers de doigt : une pareille pyurie est sûrement rénale, car le pus vésical est nuageux et reste flottant dans les urines.

Il est un dernier signe qui est assez bon pour distinguer la pyurie rénale de la pyurie vésicale, c'est que la première est souvent intermittente : quand le rein s'est vidé de son pus, on observe pendant un ou deux jours ces *éclipses de la suppuration* dont a parlé Legueu. La pyurie vésicale est, au contraire, continue : la vessie infectée sécrète chaque jour à peu près la même quantité de pus. Nous n'insisterons pas davantage. Comment traiter la pyurie d'origine rénale?

Les indications sont les mêmes que dans la pyurie vésicale. Il faut tarir la suppuration du rein par la médication pagéolique et, d'autre part, faire le lavage de cet organe par des prises régulières d'urodonal dans le courant de la journée, comme nous l'avons exposé à propos de la cystite purulente. Il faut tarir en effet, au plus vite, la suppuration rénale, parce que le pus, tombant dans la vessie, va l'infecter rapidement, malgré la tolérance assez grande de cette dernière. La pyélite ou pyélo-néphrite va s'accompagner de cystite et tout l'appareil urinaire va être infecté. La suppuration du rein est le grand symptôme de la tuberculose rénale. Nous savons maintenant, comme pour la tuberculose des autres organes, que la tuberculose du rein peut guérir médicalement, sans opération chirurgicale, quand on associe la cure par le globéol à la cure du pagéol : c'est une des plus belles conquêtes de la science thérapeutique moderne. Les pyélo-néphrites de la grossesse sont loin d'être rares également, et dans ce cas pagéol et urodonal rendront les plus signalés services. Notre conclusion sera que, de quelque partie de l'appareil urinaire qu'il vienne, on doit tarir la source du pus avec le plus grand soin. Car, descendant du rein, il contaminera vessie et prostate ou, ayant son origine dans l'urètre, il infectera prostate et vessie et pourra même remonter jusqu'au rein. C'est assez dire la valeur de la thérapeutique stérilisante associée du pagéol et de l'urodonal.

LES HÉMATURIQUES

ET LES

HÉMOGLOBINURIQUES

« *PISSEURS DE SANG* » de CATHELIN

« L'hématurie ou pissement de sang est, dit Cathelin, avec la pyurie, un des grands syndromes qui dominent toute la pathologie urinaire. C'est un des premiers qui attire l'attention du malade, qui l'invite à consulter son médecin et dont l'importance primordiale est justifiée par ce fait qu'il suffit, à lui seul, quand il est bien observé et analysé, pour faire un diagnostic presque exact, ce qui n'est pas la règle pour les autres affections qui nécessitent au moins la coexistence de deux ou de plusieurs symptômes ». Comme pour la pyurie, nous allons donc étudier les caractères de l'hématurie ou miction sanglante et voir qu'il est facile, chez les « pisseurs de sang », pour reprendre l'expression imagée de Cathelin, de dépister le segment de l'appareil urinaire qui est en cause, rien qu'à l'analyse des conditions dans lesquelles se produit cette hématurie. Différencions-la tout d'abord de l'hémoglobinurie. Les urines hémoglobinuriques sont colorées en rouge aussi vif que les urines hématuriques, mais on n'y trouve jamais ni caillots, ni globules rouges, même à la centrifugation. C'est uniquement le principe colorant du sang qui se trouve dissous dans les urines. Nous devons aussi différencier les urines hématuriques de certaines urines ictériques qui ont une coloration rouge brunâtre. Pour être complet, nous dirons aussi un mot de la coloration brun rougeâtre des urines sous l'influence de médicaments comme le phénol, le séné, la rhubarbe, le sulfonal, l'iodoforme. Ce sont causes d'erreur qu'il faut savoir, mais qui sont faciles à éviter pour un médecin averti.

Le sang peut provenir tout d'abord du canal de l'urètre : c'est l'urétrorragie. C'est une cause d'erreur possible évidemment. Mais, dans l'hématurie, le sang ne s'écoule qu'à l'occasion des mictions, tandis que, dans l'urétrorragie, le sang s'écoule continuellement. Assez rare dans la blennorragie aiguë, sauf en cas de ce qu'on appelle vulgairement la rupture de la corde, l'urétrorragie s'observe dans les ruptures ou plaies de l'urètre, ce qui est rare d'ailleurs. C'est dans la prostate, dans la vessie ou dans le rein qu'on doit chercher l'origine du pissement de sang.

I. Nous commencerons par les hématuries prostatiques : à quel signe peut-on reconnaître que le sang vient de la prostate? « L'hématurie franchement *initiale*, dit le professeur Legueu, est en général une hématurie *prostatique*, et souvent même néoplasique : les grosses prostates congestives saignent plutôt dans la vessie par une hématurie terminale; mais quand le saignement est discret, il s'accumule dans la traversée prostatique et forme le premier jet de la miction suivante ». Voilà qui est parfaitement clair : dans la presque totalité des cas, sang au commencement de la miction égale prostate qui saigne, ou bien c'est une prostate violemment congestionnée, accident qui n'est pas rare chez les cavaliers et cyclistes, ou bien c'est une prostatite blennorragique aiguë, ou bien c'est une hypertrophie de la prostate; mais c'est cet organe qui est en cause, et c'est lui qu'il faut soigner. Or il faut considérer l'hémorragie, au point de vue de la pathologie générale, comme le degré suprême de l'inflammation : la médication antihémorragique doit donc être une médication décongestionnante pour être une vraie thérapeutique pathogénique; ce doit donc être la médication pagéolique. Le pagéol, en effet, en imprégnant le tissu glandulaire de la prostate, en fait pour ainsi dire l'expression, et les glandes, en se dégorgeant, entraînent le dégorgement des capillaires sanguins qui se vident dès lors naturellement de leur contenu, au lieu d'éclater sous l'effort de l'excès de tension vasculaire. Nous ne dirons que deux mots des prostates qui saignent à la suite du sondage. Le traitement est le même : médication décongestionnante et calmante tout à la fois par le pagéol. Il y aura lieu de compléter quelquefois son action par la cure d'urodonal qui fait le lavage dépurateur, afin d'éviter l'infection, pour qui tout organe qui saigne est naturellement un lieu d'appel.

II. Etudions en second lieu les hémorragies vésicales : à quels signes peut-on reconnaître que le sang vient de la vessie? « L'hématurie terminale, dit le professeur Legueu, est le type le plus commun de l'hématurie *vésicale* ». Rien n'est plus exact. Ce peut être parfois une hématurie non seulement vésicale, mais vésico-prostatique quand la prostate saigne dans la vessie, ce qui est relativement rare, comme est rare également l'hématurie totale quand tout le corps de la vessie est intéressé. Mais ces quelques restrictions n'infirment pas la règle générale que, quand la vessie saigne, c'est à la fin de la miction; en d'autres termes, qu'une hématurie terminale est une hématurie vésicale.

Quand la vessie saigne, en effet, c'est en général son col qui saigne et qui expulse un filet de sang en se contractant sur les dernières gouttes d'urine à émettre. Cette contraction est, d'ordinaire, violente et douloureuse. On observe assez fréquemment cette hématurie vésicale dans l'inflammation blennorragienne aiguë de l'appareil génito-urinaire quand, par un traitement abortif trop violent ou des injections intempestives, on a remonté l'infection de l'urètre jusque dans la vessie. On l'observe dans la tuberculose vésicale, quand la muqueuse ulcérée laisse filtrer un suintement de sang qui s'accentue naturellement surtout à la fin de la miction, lors des dernières contractions de l'organe; et l'on sait combien fréquemment se contracte la vessie tuberculeuse ! Notons d'ailleurs que la vessie est contaminée par le rein tuberculeux et que, souvent, bien longtemps avant qu'elle ne saigne, le rein aura déjà saigné pour son propre compte. On observe encore l'hématurie vésicale terminale dans la calculose. Mais le pissement de sang est bien caractéristique dans ce cas : *il est provoqué*, comme disent les spécialistes. C'est-à-dire que la vessie ne saigne que, lorsqu'à la suite d'une marche, d'un voyage, d'une course en voiture, le calcul mobilisé dans la vessie sera venu blesser ses parois et aura ainsi déterminé l'écoulement sanguin. C'est encore une hématurie terminale.

Il est une remarque que nous devons faire à l'occasion de ces trois hématuries, blennorragique, tuberculeuse et calculeuse, c'est que non seulement l'urine renferme du sang, mais souvent du pus, et que la vessie se contracte fréquemment et douloureusement. Autrement dit que ces trois hématuries s'accompagnent presque toujours de cystite. Il n'en est pas de même de quelques types d'hématurie, telle que l'hématurie de l'angiome, l'hématurie du papillome qui est spontanée, à l'encontre de celle de la calculose; l'hématurie du cancer qui est précoce. Ces pissements de sang sont indolores et ces affections d'ailleurs sont assez rares. Nous ne ferons que citer pour être complet, l'hématurie vésicale par congestion intense de cet organe et celle qui est dite *a vacuo*, c'est-à-dire qui suit l'évacuation trop rapide, par sondage, d'une vessie en rétention; nous avons hâte d'en arriver au traitement de ces différentes sortes d'hématuries.

L'indication est évidemment la même que dans l'hématurie prostatique initiale que nous avons étudiée plus haut. La vessie saigne parce qu'elle est enflammée, et irritée de la façon la plus violente; elle réagit à cette irritation par le saignement, par la fréquence des mictions et par la douleur qui accompagne l'émission des urines. D'autre part c'est une vessie qui, si elle n'est pas infectée, est en imminence de l'être, car on sait avec quelle rapidité se développent les germes microbiens « dans cette merveilleuse étuve à température constante qu'est la vessie » dont a parlé Cathelin quelque part, surtout quand cette vessie renferme du sang, c'est-à-dire un milieu albumineux toujours prêt à cultiver. Rappeler ces faits, c'est dire l'utilité ou plutôt la nécessité de la médication pagéolique en pareil cas. En décongestionnant la muqueuse vésicale, le pagéol commence en effet par tarir la source de l'hémorragie, ce qui est l'indication principale. Mais il fait plus, et il faut en effet qu'un hémostatique vésical soit en même temps un antiseptique certain et maintienne le milieu vésical en état d'asepsie exacte : c'est ce que réalise le pagéol, qui a bien mérité de ce fait son nom *de premier stérilisateur des voies urinaires*. Il faut enfin qu'un hémostatique vésical soit un anesthésiant, pour calmer les réactions vésicales violentes et douloureuses qui accompagnent en général, comme nous l'avons vu, l'hématurie de cet organe. C'est ce que réalise précisément le pagéol qui est donc le traitement, à la fois complet et parfait, de l'hématurie vésicale.

III. Il nous reste à étudier dans quelles conditions saigne l'appareil urinaire supérieur, et à quels signes on peut reconnaître que le sang vient du rein. En règle générale, quand le rein saigne, il saigne tout le temps, et les urines sont teintées de sang d'une façon uniforme, du commencement à la fin de la miction : c'est dire que *l'hématurie rénale est une hématurie totale, tandis que l'hématurie vésicale est terminale et que l'hématurie prostatique est initiale* : voilà qui est des plus net. Mais d'autres signes pourront encore nous faire reconnaître non seulement que c'est le rein qui saigne, mais pourquoi ce rein saigne, car l'hématurie rénale peut être précoce ou tardive, spontanée ou provoquée : c'est ce que nous allons voir, en entrant dans le détail des faits.

Disons tout de suite que l'hématurie rénale, outre son grand signe d'être totale, est d'ordinaire tardive et que, la plupart du temps, on retrouve dans l'urine émise, des cylindres hémorragiques qui sont des caillots de sang moulés par leur passage à travers les uretères, contrairement à ce qui se passe dans les hématuries vésicale ou prostatique, où l'on ne retrouve rien de semblable.

L'hématurie rénale n'est précoce que dans un cas, dans celui de tuberculose : c'est un vaisseau sanguin qui saigne par ulcération d'un tubercule. Elle acquiert de ce fait une grande valeur diagnostique. Elle s'accompagne de trouble des urines. C'est une hématurie très irrégulière, capricieuse, qui ne provoque aucune réaction douloureuse. Elle survient chez des sujets jeunes chez qui, en pleine santé apparente, on voit tout d'un coup les urines devenir rosées. On peut la comparer à l'hémoptysie du début de la tuberculose pulmonaire. Cette hématurie doit être traitée avec le plus grand soin, car on sait maintenant qu'en associant la thérapeutique pathogénique par le pagéol à la médication symptomatique par le globéol, on peut la guérir et guérir du même coup la tuberculose rénale, sans avoir à recourir à l'opération chirurgicale mutilante et toujours grave. Elle prive en effet l'organisme de la moitié de l'appareil rénal, appareil essentiel à la vie, car on peut vivre à la rigueur sans estomac : on en a des exemples, mais on ne peut pas vivre sans reins. Le pagéol en effet empêche la germination de nouveaux tubercules dans le rein, et provoque la cicatrisation de ceux qui, par leur fonte, ont amené l'ulcération des vaisseaux. Pour être complet, nous ajouterons qu'on doit en soutenir l'effet avec la médication tonique générale par le globéol, car tout tuberculeux a besoin d'être fortifié, et le globéol seul lui restituera d'une façon intégrale le sang qu'il perd par les urines, tandis que le pagéol achèvera de cicatriser son rein malade. Telles sont les deux grandes médications de la tuberculose rénale.

Après l'hématurie rénale tuberculeuse vient, au point de vue de la fréquence, l'hématurie rénale calculeuse. Par opposition à la première qui est spontanée, comme nous l'avons vu, c'est au contraire le type parfait de l'hématurie provoquée. Comme la vessie, le rein qui renferme un calcul, saigne quand ce calcul se déplace à la suite de brusques mouvements, marche forcée, équitation, secousses de voiture; les urines sont uniformément colorées en rouge. Le malade a souffert avant de les émettre. Le calcul qui fait saigner est plus ou moins gros, enclavé dans un calice rénal ou libre dans le bassinet, pouvant, si sa forme allongée le lui permet, s'engager dans l'uretère, descendre dans la vessie et même être rejeté au dehors par le canal de l'urètre. Quand nous aurons ajouté que l'hématurie rénale calculeuse est précédée d'une violente douleur du côté du rein qui saigne et, quelquefois, des deux côtés, par sympathie réno-rénale, nous aurons dit ce qu'il est essentiel de savoir pour reconnaître et pour savoir traiter les hématuries de la calculose rénale.

Le traitement d'urgence est simplement symptomatique et consiste à prendre une dose massive de pagéol, pour faire un pansement interne immédiat sur ce rein qui saigne, et l'anesthésier également, grâce aux essences résineuses qui composent le médicament. Il est bien évident que le malade sera mis au repos, pour éviter tout nouveau déplacement du calcul. Mais il est une autre thérapeutique qui n'est pas une thérapeutique d'urgence, qui est la vraie thérapeutique pathogénique de la lithiase rénale, parce qu'elle s'attaque à sa cause initiale, à l'acide urique : c'est la médication éliminatrice de cet acide urique par l'urodonal, et qui doit toujours suivre, sinon marcher de pair avec la médication hémostatique et anesthésiante par le pagéol. Combattre le mal, c'est bien ; mais le prévenir, c'est encore mieux. Pris à temps par tout arthritique soucieux de sa santé, l'urodonal lui évitera sûrement les crises si douloureuses de la calculose rénale, car il éliminera l'acide urique au fur et à mesure de sa formation, et ne lui laissera par conséquent pas le temps de se concréter en calculs. Au cours et à la fin de la crise, si on ne l'a pas pris préventivement, il sera des plus utiles pour faire le lavage du rein, et son usage sera habituellement suivi de l'expulsion de graviers par les urines. Tel est le traitement logique et complet de l'hématurie calculeuse d'origine rénale.

Il nous reste à étudier diverses autres classes d'hématuries, les hématuries congestives par exemple, qui ne sont pas rares : notamment les hématuries prémonitoires de la colique néphrétique, par congestion vasculaire autour du calcul, et qui précèdent de plusieurs jours la douleur. Les hématuries cancéreuses qui sont des hématuries spontanées, mais tardives, à l'encontre de l'hématurie tuberculeuse, et dans lesquelles les urines restent claires, tandis qu'elles sont troubles dans l'hématurie tuberculeuse. Puis ce sont les hématuries de la grossesse, qui proviennent de la rupture de véritables varices rénales. Enfin ce sont les hématuries que donne la filaire, les hématuries terminales de certaines maladies infectieuses, comme le purpura. Notons que, pour le scorbut, elle en est un des premiers symptômes. Parlerons-nous de l'hématurie traumatique ? Certaines de ces hématuries sont justiciables d'un traitement particulier, même chirurgical ; c'est l'affaire de l'homme de l'art. Mais les deux grandes indications subsistent toujours dans ce cas, comme dans le cas des autres hématuries rénales : décongestionner par le pagéol le rein qui saigne pour le cicatriser et réaliser en même temps son pansement interne par action immédiate des essences dissoutes du pagéol. Faire, d'autre part, le lavage antiseptique de ce rein par l'urodonal, pour en expulser les caillots sanguins et l'empêcher de s'infecter. Tel est, dans ses grandes lignes, le traitement général des diverses classes d'hématuries d'origine rénale.

LES LITHURIQUES

«*PISSEURS DE PIERRES*», de CATHELIN

« Il s'agit là, dit Cathelin, avec la pyurie et l'hématurie, d'un des syndromes cardinaux de la chirurgie urinaire. Il est en effet des malades qui pondent des calculs *comme les poules des œufs*, et qui forment toute la classe des lithiasiques, à forme congestive ou arthritique ». Seulement beaucoup de lithiasiques gardent les calculs qu'ils font : c'est pourquoi nous avons dû créer, pour ceux qui les expulsent, le mot nouveau de *lithuriques.*

Ce n'est évidemment pas du premier coup que l'arthritique devient un lithurique. Longtemps avant d'en arriver à l'expulsion de véritables graviers, il a rendu avec ses urines du sable rouge qui formait, au fond de son vase, le dépôt caractéristique de brique pilée. On peut dire que tout arthritique averti qui aura su dépister la précipitation de l'acide urique dans ses urines, et qui aura fait, consécutivement à cette découverte, une cure suivie d'urodonal, ne rendra jamais de calculs par les urines. En effet, c'est l'acide urique qui forme le centre de tous les calculs urinaires; il est donc bien évident, sans qu'il soit besoin d'insister davantage, que, si on l'élimine par l'urodonal au fur et à mesure, on entrave du même coup la formation de tout calcul.

Dans sa migration chez les lithuriques, le calcul urinaire, passant à frottement dur dans les uretères, cause les accidents et les douleurs si pénibles de la colique néphrétique. Il peut être, dans d'autres cas, trop gros pour s'engager dans l'uretère, et incruster en quelque sorte le rein, d'où il faut même quelquefois l'extraire par une opération sanglante, si on n'en a pas entravé à temps la concrétion par l'urodonal. Descendu dans la vessie, le calcul, s'il n'est pas expulsé de suite par ses contractions à travers le canal de l'urètre, y grossit progressivement car, selon l'heureuse expression de Cathelin, la vessie est une « vraie fontaine incrustante », et certaines vessies sont de vraies « carrières de pierres ». Disons de suite que la pierre ne grossit vite que dans une vessie où stagne l'urine, dans une vessie en rétention, ou si l'on a eu le tort d'alcaliniser les urines par des prises de bicarbonate de soude. Il se dépose alors des couches concentriques semi-dures autour du noyau central dur formé par l'acide urique. Ce sont de tels malades que le professeur Guyon a pu appeler « les abonnés de la lithotritie ». C'est le sort des lithuriques qui ne font pas régulièrement la cure d'urodonal.

Mais, à côté de l'indication principale de dissoudre la pierre ou d'en empêcher la formation par l'urodonal, existe l'indication secondaire, qui a bien également son importance, de calmer les douleurs et l'irritation que cause cette pierre sur son passage. Les calculs urinaires ne sont pas toujours, en effet, allongés en forme de noyau de datte; ils sont quelquefois hérissés d'aspérités oxaliques qui rendent leur traversée des plus douloureuses. C'est dans ces cas que le pagéol, même à la faible dose de six capsules par jour, continué pendant un certain temps, rendra les plus signalés services. C'est un véritable pansement interne en effet qu'il réalise, grâce aux essences balsamiques soigneusement titrées qu'il renferme : ainsi sera calmée la douleur et seront taries les hémorragies, cause d'infection pour tout l'appareil urinaire. Nous n'en dirons pas davantage sur les lithuriques, sur

INUTILITÉ

des Injections caustiques,

c'est=à=dire coagulantes,

pour la

destruction du Gonocoque

GROS GONOCOQUES

PROTÉGÉS PAR UN COAGULUM D'ALBUMINE

Bactériolyse

avant intervention leucocytique intra-cellulaire

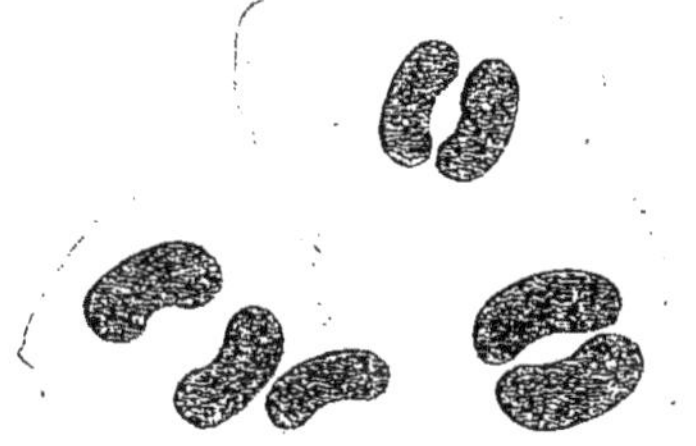

I

I

II

Diminution de la netteté des contours et atténuation de la coloration des gonocoques par imprégnation pagéolique des cellules du canal.

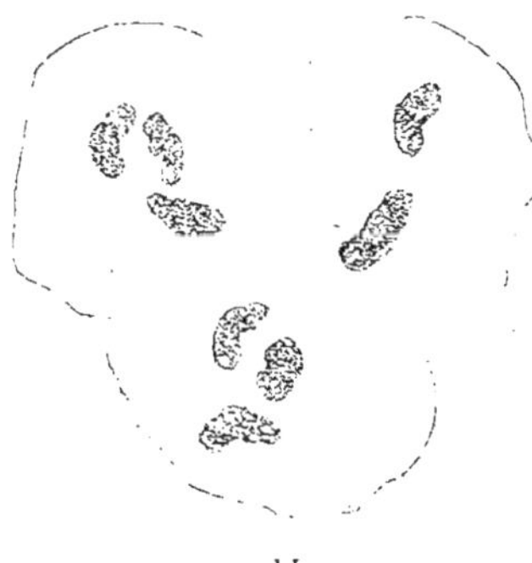

II

III

Bactériolyse ou digestion intra-cellulaire des gonocoques après imprégnation pagéolique complète.

III

Sérothérapie antigonococcique préventive ou curative par le Pagéol

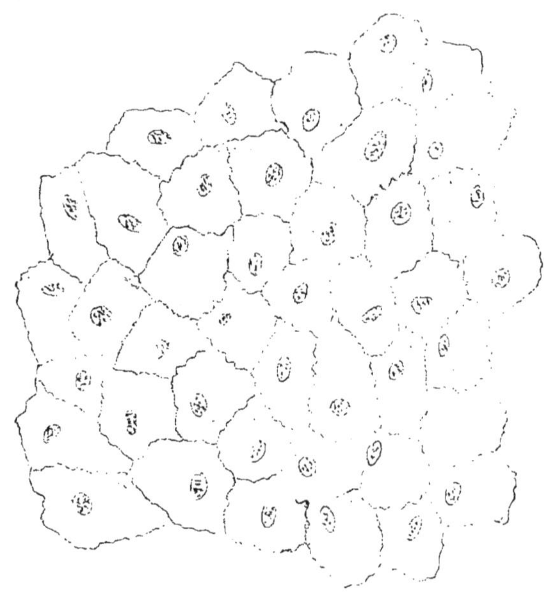

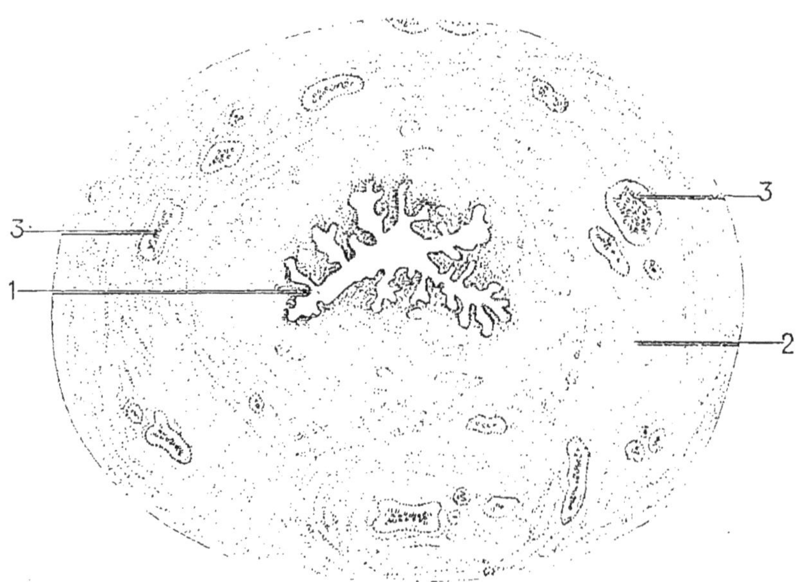

COUPE MICROSCOPIQUE DU CANAL DE L'URÈTRE CHEZ L'HOMME

1. Lumière du canal. — 2. Tissu propre de l'urètre. — 3. Glandes remplies de gonocoques.

Figure destinée à montrer la nécessité d'imprégnation des tissus par le Pagéol à hautes doses, pour aller détruire le gonocoque dans les glandes profondes où il se trouve et où, naturellement, les injections ne peuvent pas aller le chercher.

les « pisseurs de pierres » de Cathelin. C'en est assez pour justifier, comme il le dit lui-même, « l'intérêt qui s'attache à ces expulsions de graviers que les malades portent si religieusement sur eux dans de petites boîtes, saintes reliques montrant leur tare arthritique ».

LES BACTÉRIURIQUES

ou « *PISSEURS DE MICROBES* »

Tout malade qui a une infection quelconque de l'appareil urinaire, rend avec ses urines, les germes de cette infection. Tout blennorragique est un bactériurique, est un pisseur de microbes à ce point de vue. Mais ce que Roberts décrivait en 1881 pour la première fois sous le nom de bactériurie est une affection caractérisée par la présence de bactéries dans l'urine, sans que l'appareil urinaire soit enflammé ou infecté par ailleurs. Les urines sont très légèrement troubles à leur émission, ont une teinte opalescente comme un reflet dichroïque et une odeur spéciale. Carles dit que, quand on agite le vase, on voit un « tourbillonnement de nuages blanchâtres, comme si l'urine tenait en suspension une poudre fine et légère ». « La vessie », dit le professeur Legueu « devient un véritable bouillon de culture; les microbes s'y développent et s'y multiplient au point de troubler la limpidité de l'urine et cependant sans altérer la paroi vésicale. C'est là ce qui constitue vraiment la bactériurie ».

Les recherches de Jeanbrau et Barlow ont montré que le colibacille était l'agent ordinaire de la bactériurie. La contamination de la vessie se fait par voie ascendante (1) à partir de l'urètre postérieur ou de la prostate contaminée. On comprend quelle doit être sa fréquence chez les prostatiques qui se sondent, comme dans toutes les affections vésicales. Enfin, dans les affections intestinales, la bactériurie est des plus fréquente, comme l'ont bien montré Füller et Jehle. Janet a fait une bonne mise au point de la question, dans son article sur l'entérite et la bactériurie. Elle accompagne souvent l'appendicite, car la muqueuse intestinale malade se laisse facilement traverser par le colibacille.

Telle est la vraie bactériurie. Mais à côté d'elle se trouve toute la classe des fausses bactériuries ou bacilluries infectieuses, qui consistent en décharges microbiennes par les urines au cours des maladies aiguës. Il n'y a que le bacille de Koch qui ne cultive pas dans les urines; aussi la bactériurie tuberculeuse n'existe-t-elle pas. Mais on y retrouve les autres microbes, streptocoque, staphylocoque, bacille d'Eberth surtout, car, lorsqu'on parle de bacillurie infectieuse, c'est la bacillurie éberthienne ou typhique, c'est l'*éberthurie* qu'on a en vue. Les typhiques convalescents ou guéris ne méritent, en effet, pas seulement le nom *de porteurs de germes*, à cause de tous ceux qu'ils recèlent dans les plis de leur intestin, ils méritent encore celui de *pisseurs de microbes*. C'est dans ce cas que la médication urodonalique n'est pas seulement curative de la maladie chez celui qui en est atteint,

---

(1) L'urodonal qui lave et désintoxique le sang et les organes, et qui agit ainsi par voie descendante, s'oppose précisément, grâce à cette double action, à leur contamination microbienne par voie ascendante.

mais préventive pour tous ceux qui approchent le malade. Pétruschky cite un cas où l'urine d'un typhique renfermait 172 millions de bacilles par centimètre cube et Gwyn parle même de 500 millions dans un autre cas. Houston dit que ces germes peuvent *rester trois ans* dans la vessie à l'état latent. Il est bien évident qu'ils proliféreront encore bien mieux si le typhique est en même temps un albuminurique.

Quel est le traitement de la vraie comme de la fausse bactériurie? Il est aisé de comprendre que c'est un traitement exclusivement médical par le pagéol et par l'urodonal surtout. C'est à l'urodonal que reviendra en effet le soin de faire l'antisepsie vésicale exacte et la bactériolyse, en même temps que le lavage de la vessie. L'urodonal, qui rend tant de services dans le traitement moderne de la fièvre typhoïde, a le grand avantage de stériliser les urines des typhiques, de sorte que celles-ci ne sont plus susceptibles de propager le terrible mal dans tout leur entourage. Le pagéol possède également un haut pouvoir stérilisant par les essences balsamiques qu'il renferme. On l'adjoindra à l'urodonal spécialement dans tous les cas où la vessie sera sensible à la douleur, car le pagéol, à côté d'un excellent antiseptique, est un anesthésiant merveilleux. D'une façon générale, il sera d'ailleurs bon de faire à la fin de toute maladie infectieuse une cure d'urodonal, c'est-à-dire une cure de lavage des tissus et de lavage vésical. C'est la meilleure façon de prévenir, comme de combattre, la bactériurie.

LA FIBRINURIE, LA CHYLURIE

ET

L'HÉMATOCHYLURIE

Ce sont trois syndromes urinaires relativement rares, surtout le premier, mais qui méritent néanmoins qu'on les étudie. La fibrinurie est caractérisée par le passage de la fibrine du sang dans les urines. La fibrine, qui joue un rôle important dans la coagulation du sang, est une substance albuminoïde extraite du sang veineux, qui se présente sous forme de filaments. En cas de fibrinurie, l'urine prend une coloration jaune-rougeâtre et présente ceci de particulier qu'elle fait prendre rapidement toute l'urine émise en un volumineux caillot adhérent au vase. La fibrinurie traduit un état inflammatoire violent des vaisseaux vésicaux. Il est donc tout naturel que le traitement de la fibrinurie consiste dans la médication pagéolique, médication spécifique de l'inflammation vésicale.

La chylurie est caractérisée par le passage dans l'urine des gouttelettes graisseuses du sérum. Tout à l'heure c'était la fibrine, maintenant c'est la graisse que nous voyons passer aux urines. Les urines chyluriques sont des urines blanchâtres et laiteuses. Elles renferment toujours de l'albumine : moins rapidement que dans la fibrinurie, mais assez vite quand même, une demi-heure environ après leur émission, elles se prennent en un caillot. D'ailleurs elles sont floconneuses dès leur émission, et même il n'est pas rare qu'il se forme un caillot intravésical. On a observé la chylurie dans certaines affections hépatiques : le foie insuffisant laisse passer les graisses. Il pourrait y avoir également des chyluries rénales, car Lœper a bien montré expérimentalement sur le lapin que les reins, dans certaines conditions, laissent passer les graisses. Mais les chyluries sont en majorité des chyluries parasitaires d'origine filarienne. C'est une maladie des pays chauds, surtout fréquente chez les créoles, beaucoup plus rare chez les nègres et les blancs. Sa rareté diminue en Europe, parallèlement à l'augmentation incessante du nombre des coloniaux. Enfin la chylurie, comme nombre de maladies parasitaires des pays chauds, procède en général par accès. Nous n'insisterons pas davantage.

Nous ne dirons que deux mots de l'hémato-chylurie, dans laquelle l'émission de sang vient accompagner l'émission de graisse par les urines. Il n'est pas absolument rare que l'hématurie des pays chauds s'accompagne de chylurie. Les urines prennent alors une coloration plus ou moins rougeâtre, suivant la proportion de sang rendu; l'hématurie qui accompagne la chylurie traduit dans ce cas la congestion plus intense de l'appareil urinaire. Enfin il n'est pas rare, dans la filariose, que des accès d'hématurie et de chylurie alternent entre eux. Signalons tout de suite une cause d'erreur possible : il ne faut pas confondre les urines chyluriques avec les urines jumenteuses, où la coloration blanchâtre est due à de fines particules de phosphates rendues insolubles par l'alcalinité des urines. Quelques gouttes d'acide acétique, en redissolvant les phosphates, évitent cette cause d'erreur.

Quel est le traitement de cette affection? Il est résumé tout'entier dans la médication pagéolique. Le malade garde le lit et ingère peu de boissons. Ainsi dissoutes en solution concentrée, les capsules de pagéol forment un revêtement résineux intra-vésical qui empêche, en calmant leur irritation, la transsudation sanguine ou graisseuse des vaisseaux. Grâce à ses propriétés antiseptiques, le pagéol empêche également des fermentations intravésicales de se développer. Il n'est pas rare que la première manifestation de la chylurie soit la rétention d'urine, ou que cette rétention soit ultérieure, consécutive à la formation d'un caillot. Dans ce cas, il y aurait indication de prendre de l'urodonal pour dissoudre et éliminer plus rapidement ce caillot. Tel est le traitement moderne de la chylurie et de l'hémato-chylurie.

LA SPERMATORRHÉE

ET L'HÉMOSPERMIE

La spermatorrhée est un écoulement involontaire de sperme qui se produit en général à la suite de la défécation et de la miction. C'est donc un syndrome génito-urinaire, et c'est pourquoi nous croyons devoir le comprendre dans une étude aussi complète que possible des grands syndromes urinaires. Cet écoulement de sperme, d'abord provoqué, finit par devenir presque continuel; c'est ce qui différencie complètement la spermatorrhée de la pollution.

Il est indolent. Le malade ne ressent aucune sensation pénible quand sort, à la fin de la miction, le flot de liquide blanchâtre et filant qui caractérise la spermatorrhée. Ce liquide d'ailleurs est dense et tombe rapidement au fond du verre : l'examen microscopique empêche toute confusion avec un autre trouble urinaire.

Quelle est la cause de la spermatorrhée? C'est, dans le plus grand nombre des cas certainement, l'urétrite postérieure par propagation de l'infection aux canaux éjaculateurs et aux vésicules séminales. C'est dire qu'elle est de cause blennorragique ou microbienne générale. Mais, dans nombre de cas, la neurasthénie vient agir comme cause renforçante, et la spermatorrhée est surtout fréquente chez le blennorragien chronique devenu neurasthénique.

De ce que nous venons de dire, découle tout naturellement le traitement de la spermatorrhée. C'est le traitement intensif de la blennorragie causale par le pagéol, bien entendu, traitement toujours préventif, quand il aura été employé à temps. C'est, d'autre part, le traitement de l'asthénie nerveuse par le globéol, car tous les spermatorrhéiques sont des déprimés, et on doit associer étroitement ces deux médications pour venir à bout de les guérir.

Quant à l'hémospermie, nous ne ferons que la signaler en passant : elle consiste dans la présence de sang dans le liquide séminal : c'est, en quelque sorte, une éjaculation sanglante. C'est donc un syndrome plutôt génital qu'urinaire, mais qui survient chez les anciens urinaires, et c'est pourquoi il doit trouver place ici. On le rencontre surtout dans les cas d'urétrite, de prostatite ou de vésiculite anciennes, d'origine blennorragique ordinaire, mais non nécessaire. Son unique traitement consiste dans la médication pagéolique intensive, pour décongestionner les vésicules séminales violemment enflammées qui sont la cause de l'hémospermie.

LES ALBUMINURIQUES

Un malade se présente à son médecin avec des urines chargées, rares, moins d'un litre par jour, et abondamment mousseuses. Un tel malade a, en général, de l'albumine, beaucoup d'albumine dans les urines ; c'est une albuminurie infectieuse, c'est l'albuminurie de la néphrite aiguë. Un autre malade a, au contraire, des urines abondantes : plus de 2 litres par jour, légèrement opalescentes, et dont la mousse ne disparaît pas par le repos. Un tel malade a peu d'albumine dans les urines, quelques centigrammes au lieu de quelques grammes dans le cas précédent. C'est l'albuminurie de la néphrite interstitielle. Entre ces deux extrêmes se placent tous les cas intermédiaires. L'albuminurie n'est donc un syndrome urinaire qu'en tant qu'elle est un syndrome rénal, car elle indique toujours un trouble fonctionnel ou lésionnel du rein, perméabilité exagérée ou lésion parcellaire. C'est à ce titre que, bien qu'elle soit un symptôme de nombreuses maladies générales, nous devons en dire un mot dans cette étude des troubles urinaires.

Ainsi l'albumine se rencontre dans l'urine des nerveux, comme les hystériques et les épileptiques; dans les maladies du cœur et dans les maladies digestives, comme de nombreuses dyspepsies et dilatations d'estomac : ce sont les albuminuries gastriques de Teissier. De tels malades ne sont pas des urinaires, loin de là ; c'est ce qui prouve qu'il peut y avoir albuminurie par lésion tissulaire comme par trouble nerveux. Notons, en passant, que l'albuminurie nerveuse ne sera améliorée que par la médication tonique générale, telle que la réalise le globéol, de même que l'albuminurie digestive ne le sera que par l'urodonal, qui est le spécifique des dyspepsies acides

comme des dilatations d'estomac. De tels albuminuriques, en un mot,
ne sont pas des urinaires.

Il en est tout autrement des albuminuries dans les maladies infectieuses,
comme la typhoïde, la tuberculose, la diphtérie et surtout la scarlatine.
Ce sont des albuminuries par lésion rénale : le rein est adultéré par les microbes et leurs toxines qu'il doit filtrer, et il laisse passer en même temps
l'albumine du sang qu'il devrait retenir. De même les albuminuries dans les
intoxications par le plomb, par le mercure, par les cantharides. De tels
malades sont justiciables du double traitement par l'urodonal pour éliminer
les toxines et faire le lavage du rein, et par le pagéol, pour cicatriser et guérir
la lésion du filtre rénal qui laisse passer l'albumine.

Une autre classe d'albuminuries est celle des albuminuries dyscrasiques
dans les maladies par ralentissement de la nutrition : l'albuminurie goutteuse
et rhumatismale, justiciable du seul traitement par l'urodonal, éliminateur
de l'acide urique; l'albuminurie diabétique, justiciable de la même médication urodonalique, oxydante du glucose, à laquelle il est utile d'associer la
filudine, pour suppléer à l'insuffisance hépatique, à sa paresse pour détruire
les déchets alimentaires.

Enfin, ce sont les albuminuries des urinaires proprement dits. L'albuminurie dite prétuberculeuse, qui est en réalité tuberculeuse, et qui précède
la pyurie de la tuberculose rénale. L'albuminurie des nombreuses autres
néphrites. L'albuminurie dans toutes les infections vésicales ou prostato-
vésicales, où elle précède en général la pyurie ou l'hématurie. L'albuminurie
vient en effet, soit d'une infection bacillaire, soit d'une congestion violente.
Dans tous les cas le traitement de l'albuminurie des urinaires est donc justiciable de la double médication urodonalique anti-bacillaire et pagéolique
décongestionnante. Il y a en effet double indication d'éliminer les microbes
et leurs poisons en faisant le lavage des reins et de tout l'appareil urinaire
par l'urodonal, et de le décongestionner en stérilisant les urines par le
pagéol. Telle est la façon dont on doit concevoir le traitement moderne
des albuminuries.

LES GLYCOSURIQUES

Il peut paraître étonnant à première vue de voir citer la glycosurie ou le
diabète parmi les maladies des voies urinaires. Pourtant les diabétiques
deviennent bien facilement des urinaires, car on sait avec quelle rapidité
se font les fermentations dans un liquide sucré, surtout quand ce liquide
sucré est de l'urine. Aussi le professeur Guyon dit-il justement, dans ses
célèbres leçons cliniques sur les maladies des voies urinaires : « Nous devons
encore vous signaler *le diabète*. Il coïncide souvent avec les maladies qui nous
occupent particulièrement, avec l'affection calculeuse par exemple. Il faut
donc avoir sans cesse l'esprit éveillé de ce côté. »

Aussi toute personne soigneuse qui remarque que ses urines deviennent
plus abondantes, que sa soif augmente, que sa chemise est légèrement em-
pesée par les quelques gouttes de l'urine sucrée qui s'échappe, doit-elle
faire procéder à l'analyse de ses urines. La présence du sucre aggrave en

effet considérablement le pronostic des maladies des voies urinaires : bien plus, elle est capable d'en créer à elle seule. Voilà un calculeux : son calcul va vite prendre de grandes proportions dans un milieu sucré qui cultive. Voilà un albuminurique ou un hématurique : il deviendra vite un pyurique si son réservoir vésical renferme une urine sucrée.

Et ceci n'est qu'une application à la pathologie urinaire des lois de la pathologie générale : on sait combien sont dangereuses les opérations chirurgicales chez les diabétiques, à cause de leur milieu sanguin sucré, qui s'infecte si facilement. Combien plus facilement encore doit s'infecter leur milieu urinaire !

Nous n'insisterons pas davantage, car glycosurie et diabète sont des maladies générales, à accidents urinaires fréquents il est vrai, mais qui, au point de vue du traitement, relèvent de la thérapeutique générale. Or, la grande médication anti-diabétique est la médication par la filudine, qui combat l'insuffisance du foie pour utiliser le sucre. Cette médication d'ailleurs doit toujours être associée, dans la pratique, à la médication urodonalique, qui fait le lavage du foie, qui fait non seulement le lavage hépatique en activant la combustion du sucre, mais encore le lavage vésical. Ainsi l'urodonal est le traitement complet des glycosuries et du diabète, parce que c'est le traitement de fond de la maladie, comme de ses complications urinaires si fréquentes.

LES PNEUMATURIQUES

Nous ne dirons que quelques mots de cette affection bizarre et assez rare, caractérisée par l'émission de gaz avec l'urine. Il ne sera pas question des cas où les gaz proviennent du cathétérisme ou d'une fistule vésico-intestinale, mais des cas de formation spontanée des gaz dans la vessie.

Or la pneumaturie se rencontre surtout en cas de glycosurie. C'est qu'en effet ce sont les urines sucrées qui fermentent le plus facilement, qui donnent le plus facilement naissance à des gaz spontanés, par dédoublement intra-vésical du glucose en alcool et acide carbonique. Ceci est intéressant au point de vue du traitement, et il faut faire remonter au docteur Guiard l'honneur de cette découverte.

Mais il n'est pas que les urines sucrées qui soient susceptibles de fermenter. Les bactéries, les colibacilles sont capables de dégager aux dépens de l'urine, des gaz dans la vessie, en l'absence de sucre : Schnitzler et Heyse l'ont bien démontré. Ce qui prouve que, pour qu'il y ait pneumaturie, il n'est pas nécessaire que l'urine soit sucrée, mais il est indispensable qu'il y ait des fermentations intravésicales, c'est-à-dire que l'urine soit infectée.

Le traitement en découle tout naturellement : combattre le diabète, le plus souvent en cause, par la médication filudique et urodonalique associées ; combattre l'infection vésicale, toujours présente, en faisant le grand lavage de tout l'appareil urinaire par l'urodonal. Tel est le traitement de la pneumaturie, à laquelle il faut toujours penser, surtout en cas de diabète, quoique ce soit une affection relativement rare.

LES PHOSPHATURIQUES

Avec la phosphaturie, nous terminerons l'étude des troubles de l'excrétion urinaire. On appelle de ce nom l'élimination excessive de phosphates par les urines qui présentent, de ce fait, un trouble laiteux jaunâtre. Les urines phosphatiques sont des urines peu acides ou surtout alcalines, soit par alimentation trop exclusivement végétale, soit par abus et même usage de bicarbonate de soude. Il n'est pas rare que la phosphaturie s'accompagne d'albuminurie. La phosphaturie se rencontre comme symptôme d'un grand nombre de maladies anémiantes et déprimantes : neurasthénie, anémie, diabète, convalescence de maladies fébriles. Elle indique la faiblesse du terrain morbide et entraîne la déchéance de l'organisme par la perte en phosphates qu'il subit, et que Teissier a vu monter jusqu'à 30 grammes par jour, au lieu de l'excrétion journalière moyenne qui est de 2 grammes seulement.

La phosphaturie, venant compliquer la lithiase urique, en aggrave singulièrement le pronostic, car on sait avec quelle rapidité se déposent sur les calculs uriques les couches de phosphates. La phosphaturie accompagne la neurasthénie urinaire si fréquente et en aggrave le pronostic. La phosphaturie est une grosse cause de déperdition de forces pour les urinaires chroniques. C'est pourquoi nous avons cru devoir lui consacrer ces quelques lignes.

Elle est justiciable d'un double traitement : pathogénique par le globéol, pour remonter les forces du malade et renforcer son tonus nerveux, et symptomatique par l'urodonal, pour faire le lavage vésical et rendre aux urines leur limpidité perdue. L'urodonal, en faisant l'antisepsie vésicale exacte, rend aux urines leur réaction acide normale et évite ainsi les dépôts de phosphates intra-vésicaux, avec toutes leurs conséquences pathologiques.

II. — VARIATIONS PATHOLOGIQUES
DU DÉBIT URINAIRE

LES POLYURIQUES

La polyurie est caractérisée par la sécrétion et par l'excrétion d'une quantité d'urine supérieure à la normale. Toute personne qui élimine plus de 2 litres d'urine par jour doit être dite polyurique. Cette augmentation du débit rénal est un des plus grands syndromes de la pathologie urinaire. Nous ne parlerons pas ici des crises de polyurie passagère, les crises de débâcle urinaire, qui marquent la fin des maladies infectieuses : elles cessent d'elles-mêmes, dès que l'organisme s'est épuré des toxines qui l'encombrent, surtout si l'on seconde cette épuration par des prises d'urodonal. Nous ne parlerons pas de la polyurie permanente de certaines maladies cérébrales ou surtout bulbaires, hystérie, paralysie, neurasthénie : souvent la médication globéolisante, en combattant la maladie, combat du même coup le symptôme. Nous ne parlerons pas non plus de la polyurie diabétique, dans laquelle le sucre excite la sécrétion urinaire: filudine et urodonal, en réduisant la glycosurie, ramèneront l'excrétion urinaire à la normale. Nous n'aurons en vue ici que *la polyurie des urinaires.*

Cette polyurie peut être claire ou trouble; nous verrons tout à l'heure que c'est un signe précieux pour reconnaître le segment de l'appareil urinaire qui est malade. Mais, claire ou trouble, selon qu'il y a congestion simple ou congestion compliquée d'infection, la polyurie traduit toujours une inflammation ou, tout au moins, une irritation violente des voies urinaires.

Nous ne ferons que citer la polyurie provoquée par le cathétérisme rénal, nous commencerons par étudier la polyurie qui accompagne la rétention d'urine incomplète, polyurie qui, très intense, dépasse en général 3 litres par jour. Comme le dit bien le professeur Legueu : « Cette relation entre la rétention et la polyurie est si évidente qu'on pourrait presque dire que tout prostatique qui est polyurique est à coup sûr rétentionniste ». Cette polyurie est d'ailleurs une de celles qui diminuent et cessent le plus facilement quand on assure l'évacuation régulière et progressive de la vessie par le puissant diurétique qu'est l'urodonal. Cette dernière polyurie est claire ou trouble, selon que le malade se sonde ou ne se sonde pas, c'est-à-dire infecte ou non sa vessie: quelquefois une crise de rétention aiguë peut cesser brusquement par une débâcle polyurique.

Toute autre est la polyurie dans la tuberculose rénale. C'est un signe précieux, parce qu'il est précoce, de la tuberculose du rein : c'en est même souvent le symptôme initial. La polyurie est claire pour commencer, surtout nocturne; c'est de la nycturie. Kapsammer a montré qu'elle signifiait la coïncidence de la néphrite avec la tuberculose; elle traduit l'irritation du rein par le bacille tuberculeux ou ses toxines. Puis, peu à peu, à mesure que s'installe la pyurie, la polyurie devient trouble. Les urines *ont perdu leur brillant,* selon l'expression de Bazy : elles sont pâles, décolorées, uniformément troubles; elles ne déposent pas par le repos, ce qui les distingue des urines vésicales. Ce sont de telles urines que le professeur Guyon a appelées des « urines rénales ».

Quel est le traitement de la polyurie rénale tuberculeuse? Il doit évidemment consister dans la médication empêchante de la germination des tubercules et cicatrisante des tubercules déjà formés : c'est dire que la médication pagéolique est au premier plan des médications antibacillaires dans la tuberculose urinaire. Le D\` Fleury, l'éminent professeur de matière médicale, a bien établi les propriétés bactéricides du pagéol dans son remarquable Mémoire, ainsi que ses propriétés décongestionnantes, si précieuses dans la tuberculose rénale, car on sait le pouvoir congestionnant intense du bacille de Koch.

Dans la tuberculose vésicale, si on a laissé le rein infecter la vessie par voie descendante, la polyurie s'observe également: c'est une polyurie trouble, mais comme le fait justement remarquer Legueu « la *réaction* des urines reste toujours acide, car le bacille de Koch ne décompose pas l'urine ».

C'est un excellent moyen de diagnostic d'avec les autres polyuries vésicales non tuberculeuses. Le traitement est le même : pagéol à l'intérieur, pour guérir le rein qui est la source du mal, et urodonal pour faire le lavage vésical, si la pyurie est trop abondante.

Voici maintenant toute la classe des polyuries vésicales, polyuries par irritation ou infection et polyuries réflexes. Polyurie vésicale pure, lorsque la vessie est irritée par la présence d'une pierre dans son bas-fond ou d'une tumeur contre ses parois; polyurie vésico-prostatique, lorsqu'un gros lobe de prostate hypertrophiée excite sans cesse, par sa compression répétée, la contractilité vésicale. On sait en effet la *sympathie vésico-rénale* et la solidarité étroite qui réunit les différentes branches de l'appareil urinaire : une excitation vésicale prolongée provoque une abondante sécrétion urinaire. La thérapeutique générale de toutes ces polyuries est la même et consiste dans la médication hautement décongestionnante par le pagéol, pour calmer l'irritation vésicale qui entraîne la polyurie.

Il ne nous reste plus qu'à dire un mot des polyuries d'origine urétrale. Ce sont plutôt encore des polyuries réflexes que des polyuries infectieuses, quoiqu'elles aient en général pour cause la blennorragie, car on les observe surtout dans le rétrécissement, qui est la suite forcée de toute blennorragie négligée. La vessie épuise ses efforts pour faire franchir à l'urine un détroit rétréci et ses contractions répétées provoquent une sécrétion rénale exagérée. Il n'est encore ici d'autre traitement logique que celui qui consiste à assouplir ce rétrécissement en faisant, pour ainsi dire, son infiltration par les essences pagéoliques hautement anticatarrhales.

LES POLLAKIURIQUES

Le mot est du professeur Dieulafoy et il est des plus heureux : il veut dire fréquence des mictions. Evidemment la pollakiurie peut être, et même est souvent conséquence de polyurie, mais c'est néanmoins un syndrome bien défini, caractéristique de nombreuses affections des voies urinaires et qui mérite d'être étudié comme tel. Disons tout de suite qu'en général la pollakiurie n'est pas nocturne, car la vessie subit l'influence du sommeil.

Nous ne parlerons pas longuement des pollakiuries nerveuses ou émotives, dites psychopathiques, parce que ce ne sont pas des pollakiuries sous la dépendance d'un trouble des voies urinaires, mais sous la dépendance d'un trouble cérébral. « A l'état normal, dit fort justement Legueu, la vessie reçoit facilement l'influence du cerveau; les émotions, les inquiétudes, les chagrins ont leur retentissement sur la vessie et provoquent l'augmentation du nombre des mictions. » La thérapeutique rationnelle de ce trouble pollakiurique des mictions doit être double : thérapeutique psychique pour redonner confiance au malade et médication globéolisante pour fortifier son dynamisme nerveux.

Nous ne parlerons pas non plus longuement des pollakiuries dues à la compression du globe vésical par les affections du pelvis chez la femme. Elles sont des plus fréquentes dans les métrites, les déviations utérines, les salpingo-ovarites, etc... Elles sont justiciables du double traitement causal par la fandorine, spécifique des maladies intimes de la femme, et par le pagéol, calmant de l'irritation vésicale.

Nous avons hâte d'arriver aux pollakiuries que Legueu dénomme par « composition anormale de l'urine », et que Kraus n'hésite pas à appeler *uriques*. Elles viennent de l'irritation continue de la vessie par l'excès d'acidité urinaire, d'acide urique spécialement. Monsseaux a pu justement décrire les troubles de la miction chez l'enfant par gravelle sablonneuse. *Combien de pollakiuries infantiles, pouvant aller jusqu'à l'incontinence, et qui cèdent comme par enchantement à la médication urodonalique*, solubilisante et éliminatrice des cristaux d'acide urique flottant dans l'urine ! Ce sont là des faits tout nouveaux, et des plus importants à connaître.

Chez les enfants atteints d'incontinence essentielle d'urine, on observe une pollakiurie diurne. L'enfant vide sans cesse sa vessie durant le jour : durant la nuit sa vessie ne subit pas l'influence du sommeil; elle continue à se vider, l'enfant restant endormi. L'incontinence nous apparaît ainsi comme une sorte de pollakiurie involontaire. Le traitement consistera dans l'élimination de l'acide urique par l'urodonal, si l'acidité urinaire est en cause, et dans le pansement interne de la vessie au moyen de prises régulières de capsules de pagéol pour ischémier et anesthésier une vessie trop sensible.

A l'état normal, disions-nous tout à l'heure, la vessie ne se contracte pas la nuit : elle est endormie. L'oligurie nocturne est donc la règle. Mais que les mictions nocturnes viennent à être égales en nombre aux mictions diurnes, ce seul fait constituera une *pollakiurie nocturne* sur laquelle Bazy a beaucoup attiré l'attention et qui, d'après lui, indique pyélite ou pyélonéphrite simple ou surtout tuberculeuse. Cette pollakiurie nocturne, cette nycturie qui, pour Bazy, en face d'un malade atteint de cystite, permet d'affirmer, à coup sûr, que le rein est intéressé, est donc un signe précieux en pathologie urinaire. Son traitement sera celui de la maladie causale, de la tuberculose rénale, traitement pagéolique pour entraver la germination des tubercules et cicatriser le rein, comme pour calmer l'irritabilité vésicale.

A plus forte raison la pollakiurie sera-t-elle de règle quand le rein tuberculeux aura profondément infecté la vessie, ou même quand il y aura cystite gonoccienne ou cystite bacillaire simple. Irritée par les microbes qui cultivent dans l'urine et par les produits solubles toxiques qu'ils sécrètent, la vessie se contracte souvent et avec énergie; c'est ce que le professeur Guyon appelait justement la *miction impérieuse*. Il faut donc, pour lutter contre une telle pollakiurie, une médication antibacillaire et anesthésiante tout à la fois, comme le pagéol. Réduire d'une part le développement microbien pour arriver à l'entraver complètement, et diminuer d'autre part l'irritabilité vésicale, telle est la double indication à remplir et telle est celle que seul remplit le pagéol.

Tout à l'heure nous avons vu que le rythme normal de la diurèse était une oligurie nocturne, avec des mictions moyennement fréquentes dans le cours de la journée. Que ce rythme vienne à être inversé : que ce soit une pollakiurie nocturne, une nycturie qui remplace l'oligurie normale, et nous aurons le rythme pathologique des éliminations urinaires dans l'hypertrophie prostatique. C'est en effet dans le décubitus nocturne que la prostate pèse le plus sur la vessie et sollicite ainsi ses contractions incessantes, qui tendent au contraire, durant la journée, à se rapprocher de la normale. Décongestionner la prostate par le pagéol, telle est la seule indication thérapeutique à remplir et qui vient à bout, en quelques semaines, de la pollakiurie nocture prostatique la plus invétérée.

Enfin, dans les inflammations aiguës ou chroniques de l'urètre, urétrites gonococciques ou bacillaires, rétrécissements du canal, la vessie reçoit des excitations continuelles à se contracter, parties des endroits du canal de l'urètre où est localisée l'inflammation. Elle y répond en se contractant fréquemment et souvent avec violence et douleur. Telle est la pollakiurie à point de départ urétral. Son traitement est le pansement interne du canal de l'urètre et l'assouplissement des parties rétrécies du même canal par le pagéol. C'est par lui que nous finirons cette étude générale de la pollakiurie.

LES INCONTINENTS

C'est plus que la difficulté, c'est l'impossibilité de retenir ses urines. C'est l'écoulement involontaire des urines. Nous dirions volontiers que c'est l'aboutissant, que c'est l'exagération du syndrome pollakiurie : témoin ces enfants, pollakiuriques diurnes, et qui sont des incontinents nocturnes, quand leur vessie échappe, pendant le sommeil, au contrôle de leur volonté. Il y a de nombreuses variétés d'incontinence : nous commencerons par étudier celle qui est dite *vraie*.

Dans l'incontinence urinaire vraie ou pure, les urines échappent goutte à goutte à l'extérieur par le canal de l'urètre, à mesure qu'elles tombent elles-mêmes goutte à goutte dans la vessie par les orifices des deux uretères. C'est l'incapacité absolue du réservoir vésical à renfermer la moindre quantité d'urine. C'est une incontinence, souvent d'origine cérébrale, qui se retrouve dans l'aliénation mentale : on la rencontre aussi chez les grands intoxiqués, comme certains typhiques, et dans quelques formes de calculose vésicale. Son traitement consiste dans l'urodonal, en cas d'infection typhique, et dans le pagéol pour calmer l'irritation vésicale calculeuse.

Après cette incontinence avec vacuité du réservoir vésical, nous étudierons l'incontinence par regorgement, c'est-à-dire par excès de tension vésicale. La vessie est tellement distendue qu'elle ne peut plus se contracter pour expulser, par la miction, l'urine qui dès lors s'écoule goutte à goutte. Comme on l'a fort bien dit, dans ce cas : « Le malade pisse parce qu'il ne peut plus pisser. » C'est l'incontinence de la paralysie vésicale et de l'hypertrophie prostatique. Il faut donc soigner religieusement par le pagéol toutes les affections vésicales, pour éviter la paralysie de la vessie qui est trop fréquemment leur aboutissant quand on les néglige. Quant à l'hypertrophie de la prostate, il est aisé d'en venir à bout par une cure prolongée d'un décongestionnant et d'un antisclérosant aussi actif que le pagéol.

Entre ces deux incontinences, par vacuité ou par réplétion exagérée de la vessie, se place l'incontinence dite intermittente, et dont les variétés sont nombreuses. C'est tout d'abord l'incontinence essentielle nocturne des enfants ; nous en avons déjà parlé plus haut à propos de la pollakiurie diurne qui est sa compagne habituelle. Souvent elle est de nature urique et nous avons vu que la médication urodonalique, en éliminant l'acide urique, en vient aisément à bout. Il en est de même de l'incontinence d'origine urique. Quand l'acide urique n'est pas en cause, c'est au pagéol qu'il appartiendra de calmer l'irritabilité vésicale exagérée, qui est souvent la cause de l'incontinence infantile. Souvent d'ailleurs il y aura intérêt à associer les deux médications.

Dans la tuberculose rénale infantile, il y a quelquefois incontinence d'urine : c'en est même un bon signe, le premier signe souvent. Par conséquent il faut surveiller de près cette affection chez les enfants, chercher à dépister la tuberculose du rein qui peut se cacher derrière l'incontinence, et recourir de bonne heure à la médication pagéolique.

Dans la tuberculose vésicale au contraire, l'incontinence est un symptôme de la fin de la maladie : elle est due à la destruction partielle du col de la vessie par des ulcérations tuberculeuses. Il ne faut évidemment pas attendre cette période terminale pour donner le pagéol, qui rendra néanmoins encore de grands services, grâce à ses propriétés anesthésiantes.

Dans certaines cystites non tuberculeuses, dans la cystite blennorragique aiguë, les cystites calculeuse et cancéreuse, il peut y avoir un certain degré d'incontinence et même incontinence essentielle, quand l'inflammation est poussée à ses limites extrêmes, c'est-à-dire quand on n'a pas employé à temps la médication pagéolique.

Enfin nous dirons deux mots, pour terminer, de l'incontinence dans les rétrécissements inflammatoires de l'urètre. C'est une incontinence surtout diurne, tandis que l'incontinence prostatique commence par être exclusivement nocturne. C'est une incontinence mécanique par rétention d'urine. Son traitement est le traitement de sa cause qui est le rétrécissement, c'est à-dire que c'est son assouplissement par la médication pagéolique intensive. Tel est le traitement moderne des différentes modalités de l'incontinence urinaire.

LES DYSURIQUES

La dysurie, c'est la miction difficile, la miction pénible, la miction douloureuse. Si ce n'est pas un syndrome primordial en pathologie urinaire, pour le clinicien tout au moins, c'est un syndrome qui est l'objet des préoccupations bien justifiées du malade, qui y attache tout naturellement la plus grande importance, et juge souvent de la valeur de la thérapeutique à la rapidité avec laquelle il lui cède.

Comme le dit justement le professeur Guyon, il faut, au point de vue diagnostic, étudier avec le plus grand soin « l'époque où sont apparus, pour la première fois, les phénomènes douloureux, les conditions qui les déterminent ou les atténuent, leurs rapports avec la miction et ses différents temps ». Une telle recherche donnera de précieux renseignements, au point de vue diagnostic, comme au point de vue traitement.

Évidemment, la dysurie ne s'observe jamais dans les affections rénales pures, mais seulement dans les affections vésicales, prostatiques et urétrales. Dans les affections vésicales tout d'abord, on peut dire que la douleur est caractéristique de toute cystite : il n'y a pas de cystite sans douleur. Elle s'explique aisément par les contractions répétées d'un organe violemment enflammé, pour expulser quelques gouttes d'urine, quand il ne se contracte pas à vide, ce qui n'est pas rare, et en rend la contraction d'autant plus douloureuse. Si, conformément aux principes du professeur Guyon, nous étudions les rapports de la douleur avec les différents temps de la miction, nous verrons qu'une douleur terminale, lors des dernières contractions du col vésical, indique cystite. Quel est le traitement de la dysurie vésicale? Mettre l'organe au repos, bien entendu : c'est-à-dire ni lavages, ni boissons trop abondantes, pour ne pas solliciter les contractions du réservoir vésical. Des capsules de pagéol à l'intérieur, pour faire un pansement interne à la vessie, la décongestionner, diminuer sa contractilité et calmer ainsi la douleur : voilà le vrai traitement, parce que c'est le traitement logique, de la cystite douloureuse.

Continuons à étudier, conformément aux principes de Guyon, les conditions qui déterminent la douleur. Voilà un malade qui n'a de violentes douleurs en urinant qu'après un voyage où il a subi des secousses, ou une marche forcée. Cette douleur est pathognomonique de la calculose vésicale : c'est le calcul qui l'a causée par ses déplacements dans la vessie. Quand le malade est au repos, il ne souffre pas en urinant, tandis que, dans la cystite simple, les douleurs sont continuelles. D'ailleurs, dans la cystite calculeuse, l'hématurie accompagne souvent la dysurie et aide au diagnostic de calculose. Le traitement de la douleur vésicale consistera toujours dans la médication pagéolique, comme le traitement de la calculose consiste dans l'usage régulier de l'urodonal, dissolvant de l'acide urique qui est à la base de tout calcul.

Dans les cystites tuberculeuses et cancéreuses, dans les cystites par tumeurs vésicales, on comprend combien sont vives les douleurs, parce que les contractions de la vessie sont constamment sollicitées. Il en est de même dans l'hypertrophie prostatique. Appuyant sans cesse sur le col de la vessie, il est aisé de comprendre que cette dernière répond à cet appel par des mictions fréquentes, qui ne tardent pas à devenir douloureuses, surtout la nuit, quand la congestion a fait son œuvre. Dysurie nocturne, voilà un bon signe diagnostique de l'hypertrophie prostatique. Son traitement consiste dans le dégorgement de la prostate congestionnée, au moyen de la cure de pagéol qui en exprimera le tissu glandulaire. Ainsi seront diminuées dans leur fréquence les envies d'uriner et la douleur disparaîtra d'elle-même.

Il y a enfin dysurie dans les rétrécissements si fréquents de l'urètre, quand on a négligé de soigner à temps la blennorragie par le pagéol. Dans ce cas, la douleur est perçue pendant tout le temps de la miction, parce que le détroit rétréci, que l'urine doit franchir pour s'échapper au dehors, est naturellement aussi serré au commencement qu'à la fin de la miction. Et la douleur est aussi vive le jour que la nuit. Avec la diminution du volume du jet de l'urine, ce signe aidera donc au diagnostic de rétrécissement et commandera la cure de pagéol qui assouplit les strictures urétrales comme elle assouplit les prostates fibreuses. Tels sont la signification et le traitement du symptôme dysurie en pathologie urinaire.

L'OPSIURIE

(ANISURIE & ISURIE)

Ce syndrome urinaire, bien étudié par le professeur Gilbert et ses élèves, Lereboullet et Maurice Villaret, est un des derniers venus en pathologie rénale, cardiaque, et hépatique; c'est un trouble bien caractéristique du débit urinaire, dû souvent à l'hypertension portale et qui consiste dans *le retard de l'élimination urinaire à la suite des repas*. Opsiurie, c'est-à-dire diurèse retardée : tel est donc le syndrome.

Depuis longtemps, Gilbert et Villaret avaient attiré l'attention sur *l'inhibition plus ou moins accusée de la diurèse à la suite de l'absorption massive d'eau*, ce qui prouve que, pour faire sécréter le filtre rénal, ce n'est pas toujours en le surchargeant qu'on en augmente le débit, mais c'est souvent, au contraire, en sollicitant son fonctionnement par l'urodonal, son excitant électif, qu'on arrive à obtenir une diurèse efficace. Les grandes masses d'eau, d'autre part, font de l'hypertension portale, de la congestion hépatique, et entravent souvent la diurèse, au lieu de la provoquer.

Enfin, Gilbert et Villaret ont fait la démonstration de l'*oligurie orthostatique*, diminution et par suite retard de la sécrétion urinaire quand le sujet, ayant ingéré une certaine quantité d'eau, reste debout, au lieu de se coucher. De nombreux reins sécrètent mieux l'urine quand le malade est couché et d'autant mieux qu'on leur donne moins de liquide à filtrer. C'est cette diurèse si curieuse, par réduction des liquides, que l'urodonal a permis de rendre possible et, qui plus est, efficace, et qui a sauvé tant de malheureux sujets atteints de débilité rénale, du « supplice de l'eau » et de ses incontestables dangers.

Tous ces faits sont connexes, et, par surpression du filtre rénal, on retarde souvent la sécrétion de l'urine, au lieu de l'accélérer; on provoque l'opsiurie, qui souvent s'accompagne d'oligurie, et peut même aller jusqu'à l'anurie.

Comme le dit très bien Gilbert, *le débit urinaire normal est d'autant plus faible qu'il est plus éloigné des repas*. C'est tout le contraire qui se passe dans l'opsiurie; c'est à huit heures du soir que le malade rendra les urines de son déjeuner; c'est à quatre heures du matin qu'il émettra celles du dîner. Et l'heure de la diurèse est si bien en rapport avec celle des repas, qu'en modifiant l'heure de ceux-ci on modifie du même coup l'heure de celle-là. « L'un de nous, disent Gilbert et Villaret, a montré que cette oligurie elle-même est variable : intermittente et alternant avec des débâcles urinaires, principalement au début des affections hépatiques *(anisurie)*, elle peut, au contraire, surtout à la période terminale des cirrhoses avec ascite, affecter une courbe générale anormale par son uniformité *(isurie.)*

Nous n'insisterons pas davantage. Le traitement de l'opsiurie hépatique consiste dans la décongestion hépatique et portale au moyen de l'urodonal qui fait le lavage du foie. Mais, en cas de congestion hépatique, l'urodonal n'est pas seul à posséder une action déplétive remarquable : il la partage avec la filudine, c'est-à-dire avec l'extrait hépatique, car le professeur Maurice Perrin a justement attiré l'attention du corps médical sur les vertus diurétiques de l'opothérapie hépatique. Mais il n'y a pas qu'une opsiurie hépatique : il peut y avoir *opsiurie gastro-intestinale* par dilatation d'estomac, *opsiurie cardiaque* par dilatation du cœur droit, *opsiurie pulmonaire ou rénale* par congestion de l'un ou l'autre de ces organes. Dans ces différents retards de l'élimination urinaire, il faut employer l'urodonal qui répond à la double indication de résoudre les scléroses et de décongestionner les organes par le lavage tissulaire. Il appartient donc à toute personne soigneuse et avertie de reconnaître ce trouble opsiurique du *débit urinaire* et d'y apporter le remède qui lui convient.

LES RÉTENTIONNISTES

La rétention, c'est l'impossibilité de la vessie à se débarrasser de son contenu : c'est la perte de la contractilité vésicale. C'est un des grands syndromes urinaires, un de ceux qui impressionnent le plus le malade et son entourage, et qui sont en même temps le plus douloureux, tant par leur tendance à se prolonger qu'à se répéter et à passer ainsi à l'état chronique. Il y a, en effet, des rétentions aiguës comme des rétentions chroniques, ces dernières étant la conséquence des premiers avertissements négligés. Si nous envisageons non plus la durée de la rétention, mais son degré, nous verrons qu'il est des rétentions complètes et d'autres qui sont incomplètes. Mais leur traitement est le même dans les deux cas; il varie seulement suivant la cause et c'est pourquoi nous allons en faire de suite l'étude.

Les rétentions nerveuses existent. Elles sortent de notre sujet. Mais les rétentions d'urine dans la typhoïde ou chez les nouvelles accouchées se rattachent aux rétentions des urinaires proprement dits et nous dirons quelques mots de leur traitement : désintoxication vésicale par l'urodonal en cas de typhoïde et, chez les nouvelles accouchées, pansement interne au moyen du pagéol de la vessie blessée par la tête fœtale à son passage, telle est leur médication.

Si nous étudions les rétentions urinaires proprement dites, nous aurons tout d'abord celles du rein mobile; c'en est la principale et plus douloureuse complication; c'est une rétention rénale. Nous savons maintenant que, sans opération chirurgicale, par le port d'une simple ceinture de flanelle et l'usage du pagéol, autrement dit, en empêchant la congestion rénale, on empêche du même coup l'hydronéphrose du rein mobile.

Mais les rétentions d'urine sont surtout d'origine vésicale. C'est tout d'abord la rétention par un caillot au cours de l'hémato-chylurie et de l'hématurie vésicales que nous avons étudiées. Les propriétés dissolvantes bien connues de l'urodonal, seront ici précieusement employées. Il lui sera plus aisé de dissoudre un caillot de sang que de dissoudre l'acide urique, dont il vient pourtant si aisément à bout !

Une des principales rétentions d'urine est naturellement la rétention calculeuse : elle est des plus fréquentes et des plus douloureuses, soit que le calcul engagé s'oppose au libre cours de l'urine, soit que la vessie, irritée à la longue par les ballottements de la pierre, ait perdu, momentanément tout au moins, la faculté de se contracter. Sa thérapeutique pathogénique sera la médication solubilisante par l'urodonal : sa thérapeutique d'urgence sera le pagéol pour panser cette vessie enflammée et lui permettre de recouvrer ainsi son pouvoir contractile perdu.

Dans la tuberculose vésicale, la rétention n'est pas la règle; c'est, bien au contraire, l'incontinence, mais la rétention peut suivre des manœuvres urétrales imprudentes : elle est opératoire. Elle est des plus douloureuses. Son seul traitement est repos, chaleur et pagéol. Ce n'est qu'en décongestionnant la vessie malade qu'on lui permettra de se vider toute seule.

Dans l'hypertrophie prostatique le malade souffre de crises de rétention aiguë des plus douloureuses, quand il ne fait pas ses cures régulières de pagéol, pour maintenir la souplesse de son tissu prostatique. Ces crises ne sont pas que douloureuses, elles sont graves par l'infection vésicale qui les suit trop souvent. Dans le rétrécissement urétral, le malade souffre aussi de violentes crises de rétention, quand il n'entretient pas la souplesse de son canal par des cures répétées de pagéol. Enfin des crises de rétention peuvent alterner, chez les enfants, avec des périodes d'incontinence. Tel est le syndrome rétention en pathologie urinaire : sa valeur diagnostique comme sa signification pronostique sont grandes et d'autant plus qu'on a, à l'heure actuelle, avec le pagéol et l'urodonal, le moyen de guérir souvent, et d'une façon complète, la rétention et d'en soulager toujours les crises douloureuses.

LES OLIGURIQUES

Ce sont les urines rares, les mictions rares : c'est la diminution de la sécrétion comme de l'excrétion urinaires. C'est un syndrome, certes, bien moins fréquent que la polyurie, que nous avons précédemment étudiée, mais qui n'en a qu'une signification clinique plus précise et plus importante.

Écartons tout d'abord l'oligurie de certains tabétiques, neurasthéniques et hystériques. Elle est sous la dépendance de troubles du système nerveux central et non de l'appareil urinaire. Nous répéterons encore une fois que souvent, en globéolisant le malade, c'est-à-dire en régénérant sa cellule nerveuse, on combat ainsi, de la seule façon logique, les troubles urinaires qui sont sous la dépendance d'un vice de son fonctionnement.

Nous ne ferons que citer également la réduction des urines dans les accès de fièvre aiguë, au cours des maladies infectieuses. Touché par les microbes et leurs toxines qu'il a pour mission d'éliminer, le rein se congestionne d'une façon intense et ne sécrète plus que des urines rares et chargées. Il y a le plus haut intérêt à solliciter d'une façon active la diurèse au cours des pyrexies pour faire la dépuration de l'organisme. Nous en avons le moyen maintenant, avec la médication urodonalique, qui est justement passée, pour cette raison, au premier rang des médications employées contre la fièvre typhoïde et la fièvre scarlatine.

Nous avons hâte d'arriver à l'oligurie dans les maladies urinaires proprement dites. Ce sont tout d'abord les urines rares dans les traumatismes, surtout de la région lombaire, portant sur les reins, et du bas-ventre, portant sur la vessie. Violemment congestionnés, les reins ne remplissent plus leurs fonctions sécrétoires.

C'est le coup de froid qui, en congestionnant vivement l'appareil urinaire, en entrave par le même mécanisme les fonctions normales. Faire le lavage du rein par l'urodonal pour le décongestionner, telle est la médication rapide

Hypertrophie de la prostate

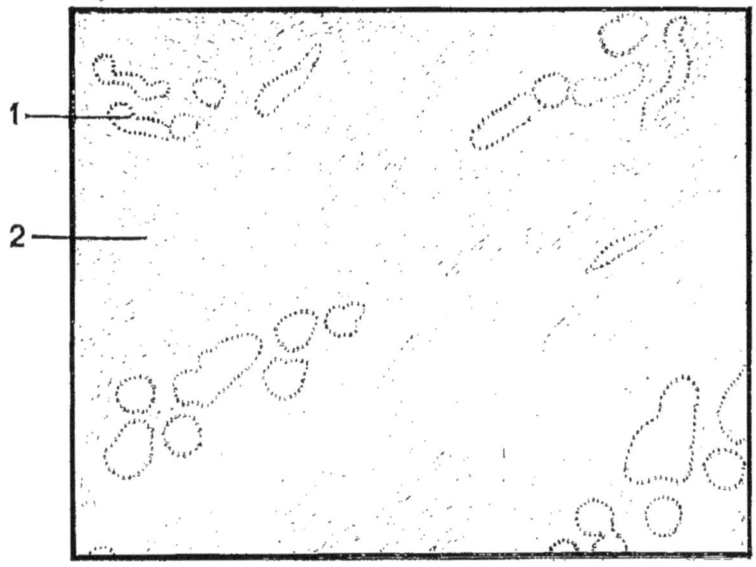

1. Glande prostatique atrophiée. — 2. Faisceaux de fibres musculaires hypertrophiés
en serrant les glandes prostatiques.

Assouplissement de la prostate par la cure de Pagéol

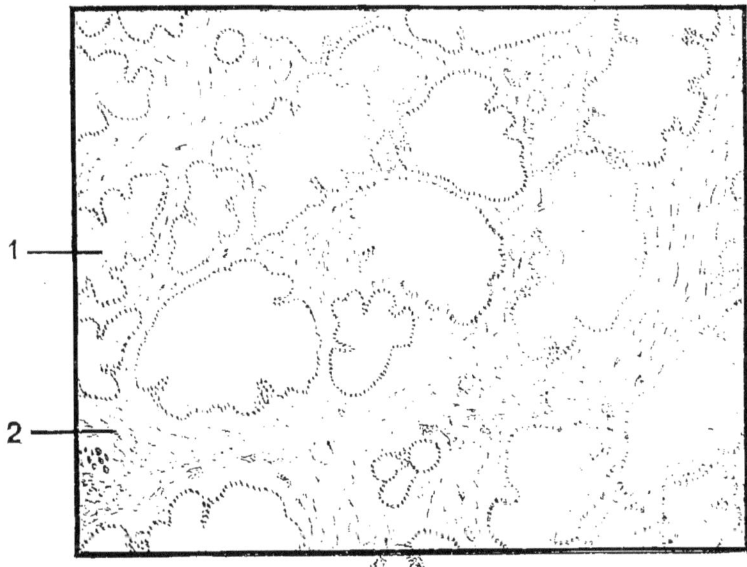

1. Glandes prostatiques ramenées à la normale par l'élimination du Pagéol. — 2. Aplatissement
des faisceaux musculaires hypertrophiés, par la régénération des glandes. (Prostate normale.)

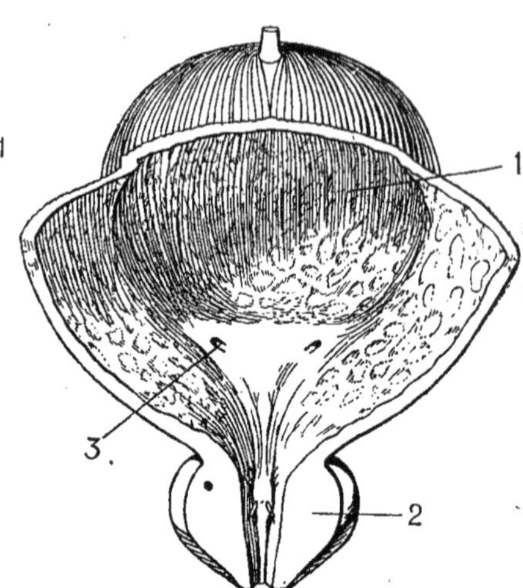

CYSTITE

VESSIE NORMALE, vue de face

(ouverte)

1. Paroi vésicale épaissie. — 2. Infiltration
de la muqueuse enflammée. — 3. Gonflement inflammatoire de la prostate.

1. Vessie. — 2. Prostate. — 3. Orifices
urétéraux.

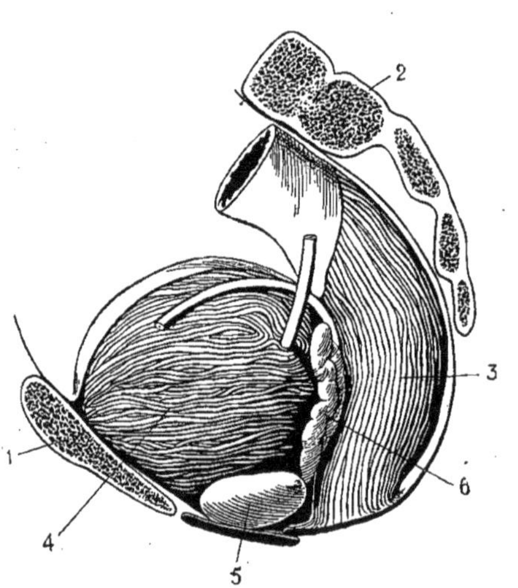

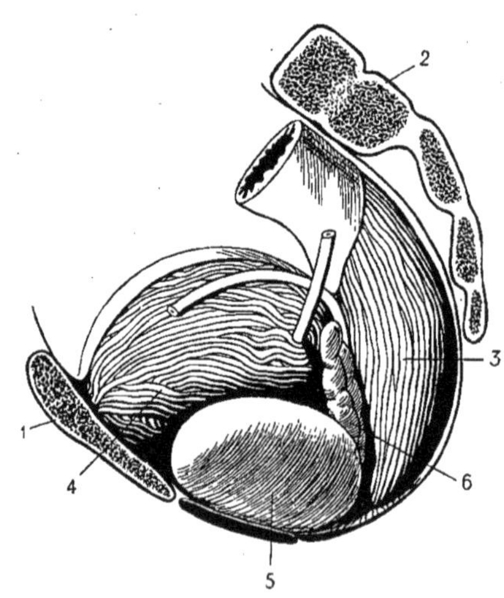

PROSTATE NORMALE

PROSTATE HYPERTROPHIÉE

Compression des vésicules séminales par la
prostate hypertrophiée.

1. Pubis. — 2. Colonne vertébrale. — 3. Rectum. — 4. Vessie. — 5. Prostate.
6. Vésicule séminale.

et sûre de ces troubles oliguriques, qui relèvent de la simple congestion rénale, et sont si aisément curables à l'heure actuelle.

Dans la calculose vésicale ou rénale négligée, chez les vieux prostatiques ou les vieux rétrécis, chez certains rétentionnistes chroniques incontinents, on peut observer des périodes d'oligurie, coïncidant avec des périodes de congestion de leur appareil urinaire. Dans ces cas, où l'infection joue un grand rôle, il est souvent utile de joindre quelques capsules de pagéol aux prises d'urodonal, tant pour faire une excitation légère de la cellule rénale que pour stériliser les urines, tandis que l'urodonal fait le lavage du rein.

Enfin, l'oligurie est le trouble constant des vieux urinaires, comme de la fièvre urineuse; pour tout dire, c'est un symptôme grave. Chez eux, en effet, il indique le commencement de la déchéance profonde du rein. C'est le stade prémonitoire de l'anurie, c'est l'indication de mettre en œuvre au plus vite les médications pagéolique et urodonalique pour guérir souvent le malade et retarder dans tous les cas l'échéance fatale.

LES ANURIQUES

L'anurie est, comme il est aisé de le comprendre, l'aboutissant final et fatal des oliguries négligées : c'est non plus seulement la diminution, mais la suppression de la sécrétion urinaire. Disons tout de suite qu'on peut ranger les anuries en deux grandes classes : les anuries sécrétoires et excrétoires, les premières, où le rein ne filtre plus l'urine et les secondes où il se trouve un obstacle mécanique à la descente par les uretères dans la vessie de l'urine sécrétée par le rein.

Nous éliminerons, comme nous avons l'habitude de faire, les anuries qui ne ressortissent pas à la pratique de l'urologie, telles que certaines anuries hystériques et nerveuses. D'autres anuries, comme celles des maladies infectieuses aiguës, celles des intoxications, celles de la péritonite, quoique se rattachant à la médecine générale, nous intéressent au contraire parce qu'elles sont justiciables de la médication par l'urodonal et le pagéol, spécifique des anuries des urinaires proprement dits. Il y a lieu, en effet, ici, de rendre sa perméabilité au filtre rénal, momentanément bouché par les microbes de leurs toxines et le pagéol fait merveille pour exciter légèrement la sécrétion de la cellule rénale, tandis que l'urodonal réalise le lavage de tout l'organe. Ceci constitue tout un groupe d'anuries qui méritent bien le nom de toxiques : ce sont, d'ailleurs, les anuries terminales de toutes les néphrites aiguës ou chroniques, justiciables du même traitement.

Arrivons aux anuries proprement dites et, dans cette classe, aux anuries calculeuses. Elles sont des plus fréquentes. Elles débutent par une colique néphrétique franche ou, au contraire, d'une façon insidieuse. Le malade supporte bien, pendant deux ou trois jours, la suppression de l'urine, puis surviennent les accidents urémiques. Il faut faire d'urgence la thérapeutique diurétique intensive par l'urodonal, en même temps qu'on met le malade au lait et qu'on le purge pour faire de la dérivation intestinale.

L'anurie goutteuse en est bien proche parente. « Je ne vois que deux moyens, dit Legueu, d'établir le diagnostic : dans l'anurie calculeuse, il y a souvent un peu de sang à la miction, il n'y en a pas dans l'anurie goutteuse. En outre, les signes de localisation sont spéciaux à l'anurie calculeuse. Enfin, l'anurie goutteuse coïncide d'ordinaire avec une attaque de goutte ». A plus forte raison l'anurie goutteuse est-elle justiciable de la médication urodonalique, puisque l'urodonal est le plus puissant dissolvant connu de l'acide urique. Le goutteux qui en fera un usage régulier n'aura donc jamais à la redouter, cette anurie, et celui qui s'y sera exposé par sa négligence en obtiendra aisément la résolution.

Les anuries traumatiques existent : l'oligurie, entraînée par la violente congestion rénale qui en résulte, peut aller jusqu'à l'anurie. L'indication, dans ce cas, consiste à prendre quelques capsules de pagéol pour décongestionner l'organe et lui rendre ainsi sa puissance sécrétoire momentanément perdue.

Il y a encore certaines anuries excrétoires par compressions urétérales, relevant du domaine chirurgical, certaines anuries très graves dans le cancer de la prostate, certaines anuries réflexes, provenant de la solidarité étroite des différentes parties de l'appareil urinaire, qui fait que la maladie de l'une retentit d'une façon intense sur le fonctionnement de l'autre. Leur traitement consiste dans la guérison de la lésion causale au moyen de la médication pagéologique et urodonalique ordinaire, spécifique des maladies des voies urinaires.

Enfin, l'anurie est l'aboutissant de l'urémie, comme de toutes les affections négligées des voies urinaires. C'est à elle que succombent les vieux urinaires, infectés de longue date et qui ne se sont pas soignés. Aussi, dès les premiers avertissements de l'oligurie doivent-ils prendre pagéol et urodonal pour éviter l'urémie et, par conséquent, l'anurie fatale.

TROISIÈME PARTIE

BLENNORRAGIE
AIGUË & CHRONIQUE

Depuis la découverte du gonocoque, par Neisser en 1879, tout le monde est d'accord pour faire de ce microbe l'agent causal de la blennorragie. C'est un agent pathogène pour l'homme seul, car l'inoculation aux animaux échoue constamment. Il vit à l'intérieur même des cellules, c'est pourquoi, quand on le recherche dans les globules de pus, *il ne faut pas frotter l'une contre l'autre les lamelles de verres avant de colorer la préparation, car on risque ainsi de faire éclater les cellules* et de faire perdre au gonocoque son caractère pathognomonique d'être intracellulaire, qui le rend facilement reconnaissable au milieu des autres microbes de la préparation. Le gonocoque de Neisser est un diplocoque en amas et jamais en chaînettes, ressemblant assez à deux haricots se regardant par leur face concave. Il cultive assez difficilement en dehors de l'organisme, sauf sur milieux albumineux : son véritable milieu est le sang gélosé, comme l'ont bien montré Bezançon et Griffon.

Mais s'il est l'agent causal, il n'est pas seul à entretenir l'écoulement urétral. Il est presque toujours associé à des pseudo-gonocoques, aux staphylocoques divers, aux streptocoques, diplocoques, et même au colibacille dans les blennorragies non soignées ou mal soignées. Souvent alors que l'écoulement gonococcique est terminé, ces microbes associés peuvent continuer un écoulement chronique à eux seuls et jouer ainsi un rôle important dans l'étiologie des complications locales ou à distance de la blennorragie. Enfin nous ajouterons, d'après Finger, que, *dans ses cultures en dehors de l'organisme, le gonocoque résiste aux agents avec lesquels précisément on combat la blennorragie,* tels que les sels d'argent et le permanganate, pour ne citer que deux des plus employés. Il y résiste parce qu'il y est protégé par des coagulations d'albumine. Ce fait expérimental est peut-être à méditer plus qu'on ne semble l'avoir fait jusqu'ici, au point de vue des déductions thérapeutiques qu'on pourrait en tirer.

I. — BLENNORRAGIE DE L'HOMME

A. — Urétrite aiguë.

La blennorragie aiguë de l'homme est une urétrite blennorragique causée par le développement du microbe, à la surface de la muqueuse du conduit urinaire, lequel ne borne d'ailleurs pas toujours à cela son action, mais pénètre souvent aussi les glandes et les diverticules lacunaires de la muqueuse, en provoquant des réinfections et en étant le point de départ de complications plus ou moins lointaines.

Cette urétrite consiste dans un catarrhe muqueux avec hyperémie exsudative. Il y a afflux leucocytique, avec sécrétion muqueuse et glandulaire.

Elle a une incubation moyenne de trois à six jours, après quoi elle débute par un écoulement muqueux pur, collant à l'entrée du canal qui s'œdématie et devient rouge, en même temps que les lèvres du méat sont agglutinées. Le malade ressent un chatouillement, plutôt qu'une douleur véritable, mais ses sensations pénibles augmentent, jusqu'à ce que, cinq jours environ après le commencement de la première période, la période d'état soit constituée.

Alors l'écoulement qui, d'abord blanchâtre, est devenu jaune, est maintenant d'une couleur jaune-verdâtre très nette. Il empèse la chemise. Il se produit spontanément et il est très abondant surtout la nuit. Les douleurs sont en général extrêmement vives et sont surtout exacerbées par la miction. Si l'urètre antérieur seul est atteint, le médecin, faisant uriner le malade dans deux verres, constate que le premier seul est trouble : si l'urètre postérieur est atteint, les deux verres sont troubles.

La miction peut devenir tellement douloureuse et difficile qu'elle nécessite le cathétérisme à la sonde molle. Si l'inflammation gagne les corps caverneux, il se produit des érections longues et douloureuses, surtout la nuit, qui vont jusqu'à faire recourber la verge en arc. On peut observer des lymphangites de la verge, avec œdème du fourreau. On a même observé de la fièvre. En tout cas, le malade est déprimé et anémié, ce qui fait qu'on peut considérer cette urétrite locale comme une vraie maladie générale.

Puis vient la période de déclin après deux à trois semaines. Le pus devient de moins en moins épais; il change de couleur, redevient blanchâtre. C'est la période *des filaments* dans l'urine. La miction devient de moins en moins pénible, mais longtemps encore on retrouvera des filaments dans l'urine.

On peut compter que la maladie dure six semaines en moyenne. Certains malades souffrent fort peu et on peut dire que, sauf l'écoulement, la maladie passerait, pour eux, inaperçue. C'est ce qu'ils appellent avoir un simple échauffement. D'autres, au contraire, les nerveux et les prédisposés peuvent faire, à l'occasion de leur blennorragie, des accidents graves.

B. — Urétrite chronique.

Insuffisamment soignée, ou trop énergiquement dans d'autres cas, la blennorragie passe à l'état chronique. Les tempéraments lymphatiques ou arthritiques y sont plus prédisposés. Il faut se méfier de toute blennorragie qui traîne, car elle est en train de passer à la chronicité : l'inflammation cesse, mais l'écoulement persiste et peut durer presque indéfiniment.

Le foyer de la blennorragie chronique peut se localiser soit dans l'urètre antérieur, soit dans l'urètre postérieur. L'urétroscopie moderne permet, dans certains cas, de bien la voir.

L'épithélium de la muqueuse subit une profonde modification : de cylindrique, il devient pavimenteux, aplati; il s'épaissit et prend les caractères de l'épiderme. D'autre part, l'infection se cantonne dans les glandes de la muqueuse, provoquant la rétention des produits de sécrétion glandulaire et la formation indéfinie de filaments dans l'urine. De sorte que la blennorragie chronique est avant tout une lésion glandulaire et une lésion qui tend à s'organiser.

Au milieu de ce travail de transformation qui se fait à l'intérieur du canal de l'urètre, le gonocoque, facile à retrouver encore au début, devient bientôt presque impossible à caractériser et à distinguer des diplocoques vulgaires qui cultivent dans le canal. Toute une flore microbienne s'est développée à la suite du gonocoque et cette infection post-blennorragique vraie est des plus tenace.

Le grand symptôme de l'affection est ce qu'on a appelé la goutte militaire, qui suinte quand on exprime le canal le matin, au réveil. Le méat est légèrement rouge, tuméfié et collé le matin. Le malade ne souffre pas ou bien peu, seulement d'un peu de pesanteur et il se plaint de la fréquence des mictions. A l'occasion d'excès, il peut y avoir des poussées plus ou moins aiguës. Mais les symptômes douloureux sont plutôt dus à des complications de la blennorragie qu'à l'urétrite chronique pure.

Le plus souvent, c'est l'urètre postérieur qui est pris. Le médecin emploie, pour le reconnaître, le procédé bien connu des trois verres. Comme l'a indiqué Finger, si l'urine du matin est trouble, c'est que l'urétrite chronique n'est pas encore bien organisée; si elle est claire avec de simples filaments, c'est que la lésion est définitivement constituée.

L'exploration urétroscopique montre que, tantôt la muqueuse est hyperémiée et infiltrée, tantôt qu'il y a des plaques blanches, des granulations, de petites dilatations kystiques des glandes du canal, des érosions, etc., etc.

Ces lésions sont d'autant plus tenaces, que le gonocoque n'y est pas décelable et que les infections associées font dans le canal un lent travail de destruction de tissus normaux d'une part, et d'organisation de tissus pathologiques d'autre part.

L'urétrite chronique nous apparaît donc comme une lésion à marche essentiellement envahissante, si on n'en arrête pas le développement. Son aboutissant fatal est alors le rétrécissement. Elle influe profondément sur le moral des sujets qui en sont porteurs : elle est sinon la cause toujours, tout au moins l'occasion de neurasthénies des plus difficiles à guérir, d'autant plus que certains nerveux, toujours trop enclins à s'étudier eux-mêmes, exagèrent leurs troubles, et en arrivent ainsi à une impuissance qui n'est souvent que psychique.

A tous ceux que cela intéresse nous ne saurions trop recommander la lecture du beau mémoire du Dr Antoniou, de la Faculté de Paris, sur les *Complications des urétrites chroniques* (1).

---

(1) « Il va sans dire qu'avant tout, on doit s'attaquer à l'urétrite chronique, cause de tous ces méfaits et, à ce propos, nous ne saurions trop insister sur la nécessité absolue de l'examen microscopique de l'écoulement : existe-t-il encore des gonocoques (cas rare), c'est aux lavages au permanganate à donner la préférence ; le bacille de Neisser a-t-il disparu et est-il remplacé par d'autres microbes banaux, c'est à l'oxycyanure à 1/3.000 ou au sublimé (solution non acide) de 1/10.000 qu'on aura recours. N'y a-t-il aucun microbe et l'examen démontre-t-il l'existence de polynucléaires nombreux, c'est à l'argent colloïdal à 1/2.000 à donner la préférence et enfin, dernier cas, n'a-t-on mis en évidence que quelques cellules épithéliales non déformées avec peu de leucocytes, la grande thérapeutique consistera : *à ne rien faire*, car si on s'obstine à laver, à masser, ou à dilater un urètre semblable, on péchera par excès et on gratifiera son malade *d'une urétrite mécanique* en tous points semblable à celle que nous observons après la mise de la sonde à demeure. Dans ce cas, quelques toniques, le changement de climat, si possible, et surtout les paroles réconfortantes feront tous les frais du traitement.

« Le massage sur Béniqué triomphera des folliculites, périfolliculites et cowpérites les plus invétérées. Il va sans dire que lorsqu'on se trouve en présence d'un abcès urineux ou d'une péricowpérite suppurée, c'est au bistouri qu'on aura recours. Les folliculites volumineuses faisant saillie dans la lumière du canal seront attaquées par la pointe du galvanocautère, sous la protection du tube urétroscopique, bien entendu.

« Les cavernites chroniques seront traitées par l'iodure de potassium et les badigeonnages à la teinture d'iode.

« En cas de rétrécissement, on procédera à la dilatation au Béniqué, ou plutôt à la *dilatation électrolytique*, procédé merveilleux, consistant à faire passer dans l'urètre, après y avoir introduit un Béniqué, un courant de 5 milliampères.

« Dans le cas des prostatites, on aura recours au massage précédé de grands lavages urétro-vésicaux et à des suppositoires résolutifs.

« Dans le cas d'abcès chroniques de la prostate ne s'améliorant aucunement par ce mode de traitement, on pourra s'adresser au curettage de la glande.

« Le traitement des cystites consistera en repos, avec diète lactée ou lacto-végétarienne et localement en lavages de la vessie et en désinfection des voies urinaires par des désinfectants urinaires. Dans certains cas rebelles et douloureux on sera forcé de recourir au traitement chirurgical.

« Pour les *pyélo-néphrites.* — Régime lacté. Repos. Désinfection des voies urinaires et, dans quelques cas, lorsqu'on est bien outillé, lavages du bassinet au nitrate d'argent. *Surtout pas de traitement chirurgical*, car la pyélo-néphrite dans ce cas est fréquemment double.

« Le traitement des orchi-épididymites consistera surtout en repos au lit, les bourses soulevées ; dans le cas de péritonisme, application de sangsues à la région inguinale.

« Dans le cas de vésiculites, lavements très chauds.

« Chez la femme, on aura recours au bistouri dans le cas de bartholinite et aux tampons ichtyolés dans les cas de vaginite et de métrite. Une bonne recommandation à ce propos : continuer le traitement même pendant les règles et au cours de la grossesse, car la congestion physiologique développée dans ces deux cas réveille la virulence du gonocoque et aggrave ainsi les lésions.

« Contre la septicémie urétrale, on a appliqué, dans ces derniers temps, des vaccins préparés à la manière de Wright. Jusqu'à ce jour, à notre connaissance du moins, les résultats de cette méthode n'ont encore point été publiés. On luttera donc contre ces infections par le traitement classique : régime lacté, toniques, hydrothérapie et désinfectants des voies urinaires : la liste de ces derniers est fort nombreuse et, après en avoir essayé presque toute la série, nous sommes arrivés à ne plus nous servir que du pagéol, nouveau produit préparé avec les principes actifs de fabiana imbricata et d'hystérionica baylahuen et à base de balifostan ou bicamphocinnamate de santalol et de dioxybenzol. Ce produit, manié aux doses de 6 à 20 capsules par jour, nous a donné des *résultats surprenants* dans tous les cas d'infections des voies urinaires que nous avons été appelé à soigner. La prescription de ce médicament, associé aux divers traitements locaux que nous venons de décrire, constitue une des armes les plus puissantes que l'urologiste moderne possède contre les infections urinaires ». (Dr ANTONIOU).

II. — BLENNORRAGIE DE LA FEMME
ET DES ENFANTS

Moins grave, en apparence, que chez l'homme, la blennorragie ne cause pas moins, sinon plus de ravages encore dans l'organisme féminin. Son début est insidieux et, chez la femme, elle est souvent chronique d'emblée. Mais, surtout, la blennorragie, si douloureuse chez l'homme, l'est bien moins chez cette dernière. Aussi son attention est-elle bien moins attirée.

La blennorragie ne peut être aiguë que chez la femme jeune : chez la femme adulte, elle est latente seulement. Il est aisé de comprendre que la menstruation, la grossesse, l'avortement, l'accouchement, étant autant de causes favorisantes, la blennorragie ait tendance dès lors à s'éterniser.

Le Dr Polle, de la Faculté de Paris, a bien attiré l'attention sur ces faits dans son beau mémoire qui a pour titre : *Gonococcie et puerpéralité; complications, traitement* (1). La grossesse réveille la blennorragie, comme d'ailleurs la poussée mensuelle des règles : certaines blennorragiennes latentes ne sont contagieuses qu'à cette période-là. C'est la gonococcie qui est la cause des arthrites et des douleurs de la femme enceinte comme de la nouvelle accouchée : ce sont ses écoulements qui sont la cause des ophtalmies, si fréquentes encore de nos jours, et des taies blanches sur l'œil du nouveau-né.

Il est donc difficile de fixer sa période d'incubation chez la femme, puisque souvent on ne la reconnaît qu'à ses accidents éloignés : tant de flueurs blanches et de dysménorrhées ne sont que des blennorragies méconnues.

L'urétrite chez la femme a une incubation de deux à six jours, en général.

---

(1) « Le pagéol, infiniment supérieur à tous les santalols et santals jusqu'ici prescrits, combiné aux principes actifs de fabiana imbricata, et d'hystérionica baylahuen, a le grand avantage de se prendre sans contre-indication, sans dangers, de n'être incompatible avec aucune autre médication.

« Au début de chaque repas, de 6 à 16 capsules dans les vingt-quatre heures peuvent être tolérées, sans fatigue pour l'estomac, sans crainte pour les autres organes; les doses faibles agissant ici de façon préventive pour s'opposer aux exacerbations d'une gonococcie plutôt latente, et surtout à l'apparition des manifestations articulaires.

« Si, néanmoins, des symptômes avertisseurs : douleurs des jointures et autres avaient déjà fait leur apparition, le traitement local et interne sus-indiqué serait plus que jamais indiqué, le pagéol ayant la propriété de poursuivre et de détruire *tous les agents microbiens que peuvent contenir les voies urinaires, le gonocoque surtout.* C'est le moment de rappeler, en effet, à quel point (toutes les expériences et toutes les observations le prouvent), il fait disparaître la stase lymphatique, la congestion des synoviales articulaires, qui jouent justement le principal rôle dans l'apparition des arthrites blennorragiques.

« Au surplus, le traitement de cette dernière consistera dans l'immobilisation. Lorsque l'articulation est fluctuente, on a conseillé la ponction. Est-ce bien nécessaire, si on est préalablement fixé, comme nous le supposons ici, sur la nature de l'inflammation articulaire, laquelle en présence du gonocoque, contre-indique toujours l'arthrotomie? Ce n'est donc qu'au cas où un dernier doute subsiste, qu'il serait indiqué d'y avoir recours.

« Arnozan conseille en outre, de soumettre, en même temps, les malades à un régime doux, émollient, sans alcool, ce qui est doublement de mise. Il déclare n'avoir pas grande confiance dans les topiques externes, et dans les médicaments internes ordinairement prescrits pour calmer les douleurs, même dans les injections pratiquées autour de l'articulation malade.

« En revanche, la compression temporaire, telle qu'on la pratique sur les membres atteints, suivant la méthode de Bier, aurait ses suffrages...

« Sans vouloir, en rien, nier les avantages que peut présenter sa pratique, nous avouons donner d'abord en pareil cas, toutes nos préférences à la « pagéolisation » de la malade; les doses de pagéol étant ici portées au summum s'il est nécessaire. »   (Dr POLLE.)

Les mictions sont cuisantes et plus fréquentes, comme chez l'homme. Le pus qu'on fait sortir en exprimant le canal de l'urètre, est jaune-verdâtre comme chez l'homme.

Dans l'urétrite chronique, le pus est blanchâtre, comme chez l'homme également.

Mais l'urétrite, de par la constitution des organes génito-urinaires de la femme, s'accompagne forcément d'une vulvo-vaginite plus ou moins intense. L'inflammation de la vulve par le pus irritant qui s'écoule, se traduit par de la rougeur, de la chaleur et du gonflement. La marche est difficile à cause des frottements douloureux. Si les soins hygiéniques manquent, la vulvite passe à l'état chronique : elle est entretenue d'ailleurs par l'infection aiguë ou chronique des glandes de Bartholin, ou Bartholinite, qui ne manque guère dans ce cas.

On peut dire également qu'il n'y a guère, chez la femme, de vulvite sans vaginite : c'est pourquoi on parle toujours, chez elle, de vulvo-vaginite. Le début de la vaginite est insidieux. La malade ressent des douleurs, de la pesanteur; une abondante sécrétion jaune-verdâtre empèse fortement son linge. La muqueuse vaginale est rouge, tuméfiée. Au bout de quinze jours, l'état aigu prend fin, mais la vaginite tend à se localiser : les règles provoquent des recrudescences et les guérisons incomplètes sont habituelles. Tel est le tableau général de la blennorragie de la femme. Nous parlerons de la métrite, si fréquente, au chapitre des complications.

La blennorragie des enfants, contrairement à ce qu'on pourrait croire, est loin d'être rare, soit qu'elle provienne d'attentats, ou de rapports prématurés. La symptomatologie en est la même que chez l'adulte, et la maladie évolue avec les mêmes douleurs et les mêmes complications. Ce qui est spécial au petit garçon, c'est la balanite, intense en général, avec œdème du prépuce.

Chez les petites filles, la blennorragie est fréquente par contage indirect au moyen des objets de toilette malpropres. Il ne faut pourtant pas croire que toutes les vulvites de la petite fille soient gonococciques : loin de là. Le gonocoque ne pénètre pas, peut-on dire, dans son utérus, mais la maladie y est longue et rebelle, et les rechutes sont fréquentes.

III. — TRAITEMENT DE LA BLENNORRAGIE

AIGUË ET CHRONIQUE

Tout a été dit sur le traitement de la blennorragie et tout a été essayé contre elle : la multiplicité même des drogues indiquant bien que le remède sûr n'avait pas encore été trouvé, jusqu'à la découverte du pagéol. Loin de nous la prétention de juger la question, mais nous voudrions seulement présenter quelques considérations pratiques.

Tout d'abord, pour le traitement de la blennorragie aiguë, faut-il faire de grands lavages? faut-il faire des injections? Les avis du corps médical sont partagés sur la question. On a reproché aux injections de faire refluer

Régénération de la muqueuse des voies urinaires par le Pagéol

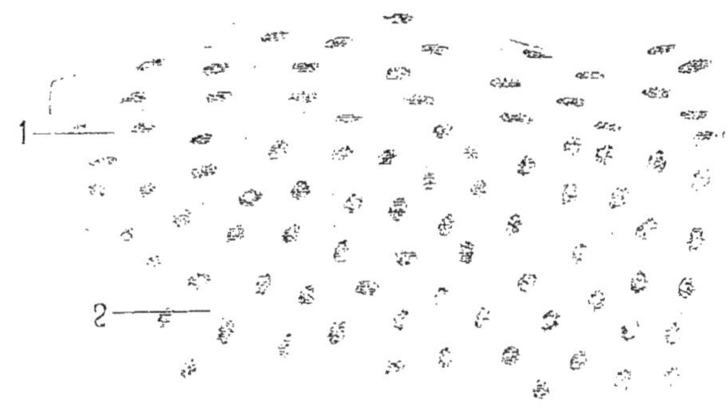

MUQUEUSE BLENNORRAGIQUE KÉRATINISÉE

1. Épithélium superficiel kératinisé anormal. — 2. Couche profonde de cellules de remplacement.

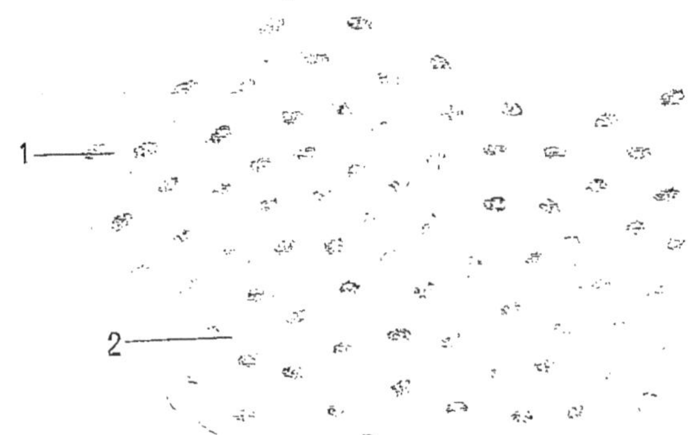

MUQUEUSE PAGÉOLISÉE EN VOIE DE RÉGÉNÉRATION

1. Soulèvement de l'épithélium kératinisé à la suite de la cure de Pagéol. — 2. Couche profonde de cellules de remplacement.

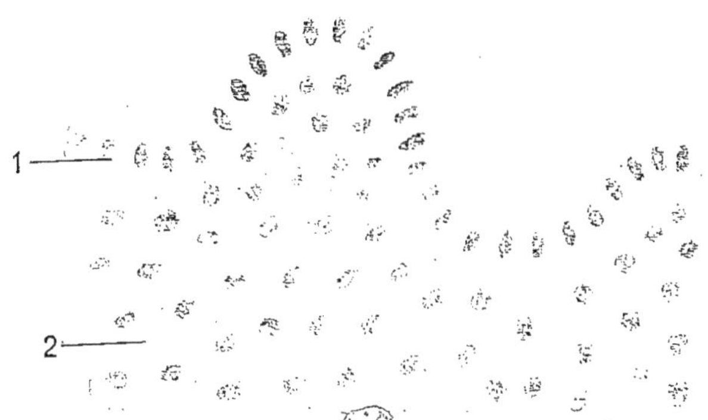

MUQUEUSE RÉGÉNÉRÉE APRÈS LA CURE DE PAGÉOL

1. Couche superficielle. Cellules cylindriques normales. — 2. Couche profonde. Cellules ovoïdes de remplacement.

BLENNORRAGIE
non traitée ou mal traitée

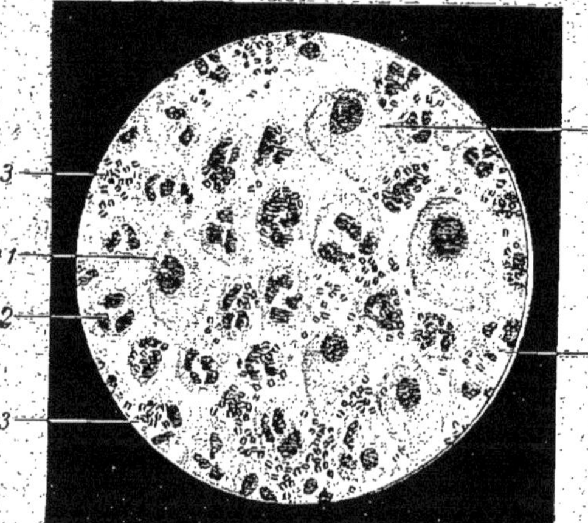

1. Cellules abondantes.
2. Polynucléaires en faible quantité.
3. Gonocoques intracellulaires en faible quantité.

1/A

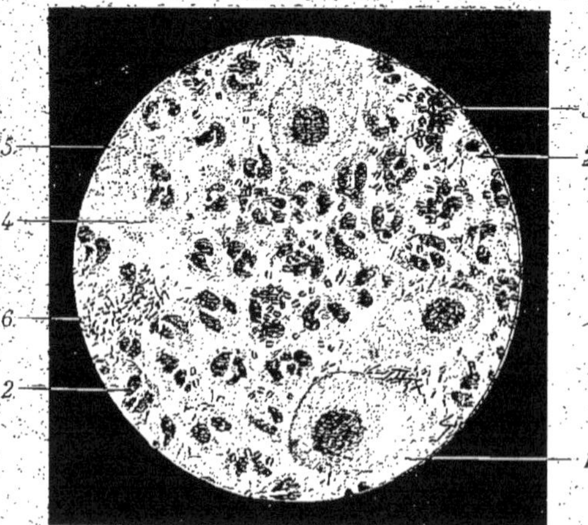

1. Cellules peu abondantes. — 2. Polynucléaires abondants. — 3. Beaucoup de gonocoques libres ou inclus dans les polynucléaires.

2/A

1. Cellules très peu abondantes. — 2. Polynucléaires très abondants. — 3. Gonocoques. — 4. Staphylocoques en amas. — 5. Streptocoques en chaînettes et 6. Colibacilles en bâtonnets (microbes associés).

3/A

I. — Période de début

Dans la blennorragie, à la période de début, l'examen microscopique montre une abondante desquamation cellulaire (1) et certaines cellules épithéliales renferment des gonocoques (3) qui ne sont pas encore très abondants d'ailleurs. Les polynucléaires (2) apparaissent pour entreprendre la lutte contre les gonocoques.

II. — Période d'état

Si la blennorragie est mal traitée ou négligée, ce qui revient au même, on voit diminuer le nombre des cellules épithéliales (1), en même temps qu'augmente dans une proportion considérable le nombre des polynucléaires (2). Au lieu de se trouver dans l'intérieur des cellules, les gonocoques sont inclus dans les leucocytes qui les englobent pour les détruire. On voit en outre certains gonocoques qui sont libres dans le champ de la préparation.

III. — Période de déclin

Enfin la blennorragie passe à l'état de déclin.

Les cellules épithéliales (1) sont toujours en très faible quantité, tandis que les polynucléaires (2) sont excessivement abondants. Les gonocoques (3) libres ou inclus sont toujours très abondants, mais ils ne sont pas seuls : on voit de gros amas de staphylocoques (4), de grosses chaînettes de streptocoques (5) et des colibacilles (6) en grande quantité. Ce sont les microbes des infections associés qui vont faire la suppuration pour leur propre compte et qui la continueront même si les gonocoques viennent à disparaître. L'urétrite chronique est ainsi constituée : elle est l'aboutissant fatal de toute blennorragie non traitée ou mal traitée.

BLENNORRAGIE

traitée par le Pagéol

I. — Période de début

La période de début dans la blennorragie est naturellement toujours la même dans tous les cas. Il y a une abondante desquamation des cellules épithéliales (1) causée par l'irritation microbienne, et on retrouve toujours le gonocoque (3), l'agent causal de l'infection, à l'intérieur des cellules. Les polynucléaires (2) affluent pour entreprendre la lutte anti-microbienne qu'ils sont chargés de faire dans l'organisme.

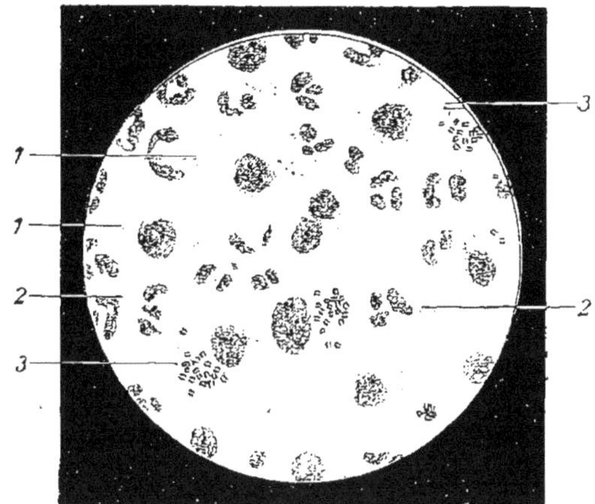

1/B
1. Cellules abondantes.
2. Polynucléaires en faible quantité.
3. Gonocoques intracellulaires en faible quantité.

II. — Période d'état

Les cellules épithéliales (1) et les leucocytes polynucléaires (2) se retrouvent en quantité à peu près égale sous le champ du microscope, mais l'afflux leucocytaire n'est pas aussi abondant que dans la blennorragie négligée. La proportion des gonocoques (3) est également beaucoup moindre, parce que le Pagéol les détruit au fur et à mesure. Ils se retrouvent toujours à l'intérieur des polynucléaires qui sont chargés de la lutte antimicrobienne dans l'organisme. En comparant cette figure à celle ci-dessus 1/B, on se rend bien compte de la différence d'intensité de l'affection.

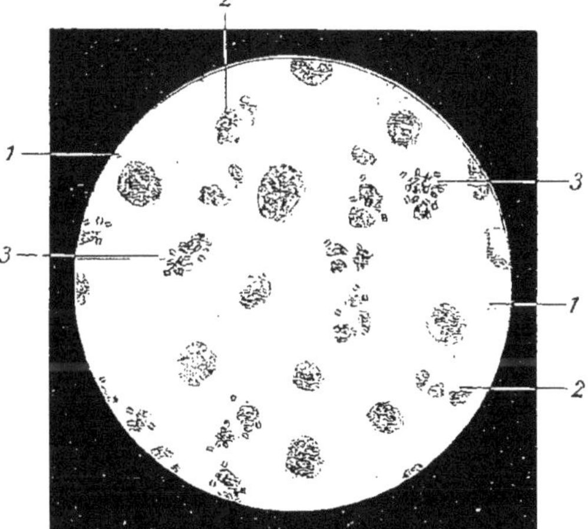

2/B
1. Cellules moyennement abondantes.
2. Polynucléaires moyennement abondants.
3. Gonocoques en faible quantité inclus dans les polynucléaires.

III. — Période de déclin

Quelques jours après, les leucocytes, aidés par le Pagéol, ont fait leur œuvre. Ils ont même disparu, emportant les derniers gonocoques. A plus forte raison les autres microbes de la suppuration ne peuvent-ils pas s'installer. Il ne reste plus que des cellules épithéliales (1), témoins de l'inflammation. L'urétrite aiguë est complètement guérie. Comparer cette figure à la figure 3/A qui montre l'urétrite devenue chronique parce qu'elle n'a pas été soignée par le Pagéol.

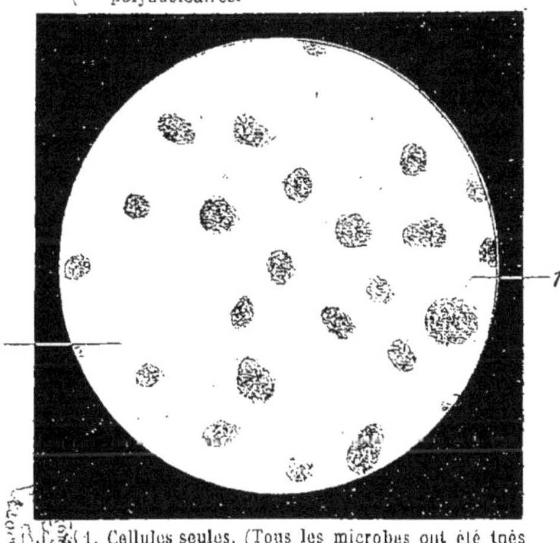

3/B
1. Cellules seules. (Tous les microbes ont été tués par le Pagéol.)

Stérilisation de l'urine par le Pagéol

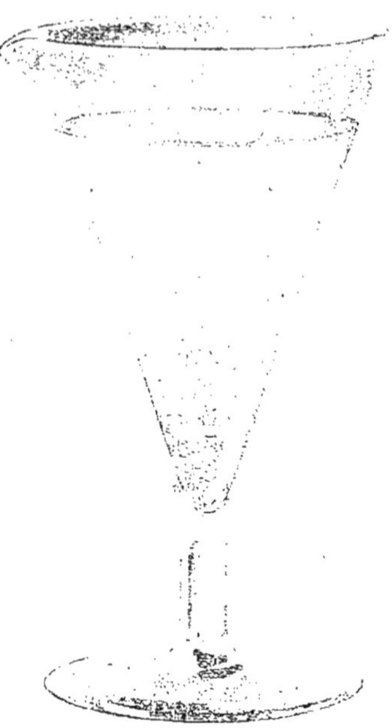

URINE NORMALE (Jaune paille).

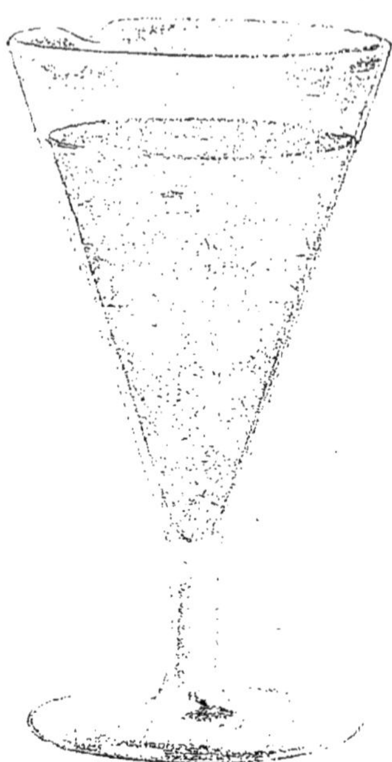

URINE DE BLENNORRAGIEN
ordinaire aussitôt après son émission (uniformément trouble).

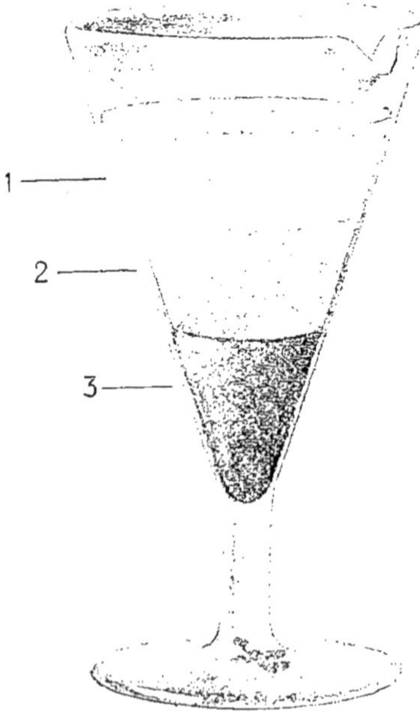

URINE DE BLENNORRAGIEN DÉPOSÉE
1. Partie supérieure claire. — 2. Nuage de mucus. — 3. Dépôt de pus au fond du verre.

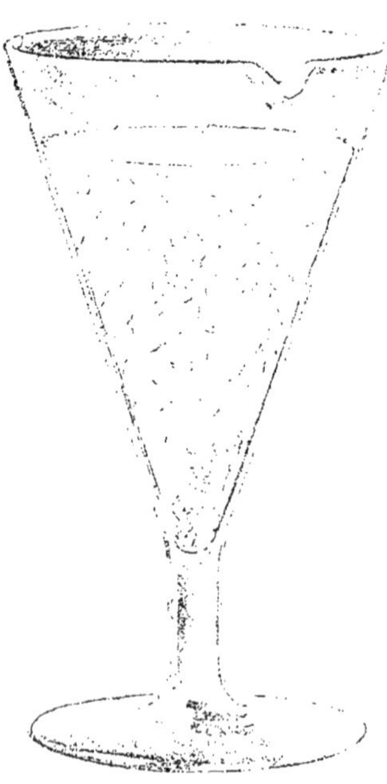

URINE DE BLENNORRAGIEN
traitée par le Pagéol.

le pus d'avant en arrière, et d'infecter ainsi à coup sûr l'urètre postérieur, en multipliant les chances de complications : cystite, orchite, prostatite et rétrécissement même pour plus tard.

On a accusé les injections d'être souvent plus caustiques pour le canal de l'urètre que pour le microbe : ce dernier résistant aux liquides caustiques dirigés contre lui, parce qu'il est protégé par des coagulations d'albumine.

Finger a d'ailleurs bien démontré, au point de vue expérimental, que si l'on prend une culture de gonocoques et si l'on essaie de la détruire au moyen des agents chimiques les plus bactéricides, utilisés dans les injections, on n'y arrive pas. L'acide phénique, le permanganate de potasse encore si utilisé, le nitrate d'argent et même le sublimé restent sans effet, parce que le gonocoque est protégé contre l'action caustique de ces divers produits par un coagulum d'albumine, qui les empêche de pénétrer jusqu'à lui. Il semble logique de penser qu'à plus forte raison il doive en être de même dans l'organisme, où les sécrétions urétrales muqueuses ou muco-purulentes sont si abondantes, en cas de gonococcie, et que le premier effet de l'injection caustique va être de les coaguler et d'emprisonner ainsi le bacille de Neisser dans une espèce de coque protectrice au lieu de le détruire.

Il est bien certain que la muqueuse urétrale sera plus vulnérable par l'injection que le gonocoque. Il faut citer en entier ces lignes si profondément vraies, écrites par le docteur Luys dans son traité tout moderne de la blennorragie : « L'épithélium de la muqueuse urétrale, constitue donc un véritable *champ de bataille*, et on comprend combien considérables doivent être les lésions qu'il présente. Déjà altéré par le fait même du développement et du passage des gonocoques de dehors en dedans, il est encore plus abîmé par le passage des leucocytes qui pénètrent de dedans en dehors, dans les interstices des cellules; il est ainsi traumatisé, et subit la dégénérescence muqueuse. Il se décolle en masses étendues, et disparaît complètement en plusieurs endroits en laissant la muqueuse à découvert. »

Une injection caustique dirigée contre le microbe ne va-t-elle pas dès lors augmenter encore le délabrement de cette muqueuse, et faire, en définitive, plus de mal que de bien?

Ces reproches sont justifiés pleinement, après la confirmation éclatante que vient d'en donner le docteur Comandon. Tout le monde sait l'ingénieuse idée qu'a eue ce savant d'enregistrer au cinématographe les moindres détails de la vie des microbes. Il a vérifié ainsi que le gonocoque est un microbe presque immobile, possédant seulement des mouvements browniens qui sont très limités. Le développement du gonocoque se fait donc sur place, il ne gagne alors du terrain qu'insensiblement; il doit donc mettre très longtemps pour infecter tout l'urètre et remonter tout le long de l'urètre postérieur surtout. Aussi le docteur Luys, le spécialiste bien connu, conclut-il de ces recherches : « La déduction de cette constatation est intéressante, car elle montre bien le rôle néfaste des injections urétrales mal faites, qui servent de véhicules au gonocoque, en le transportant rapidement loin de son point d'origine. » Or, il est impossible que le malade se fasse bien à lui-même une injection : seul le spécialiste est capable de la faire. Et puis le gonocoque ne vit pas toujours à la surface du canal : contre le gonocoque qui vit dans la profondeur des tissus du canal ou caché dans les glandes, que fera l'injection? « En effet, comme le dit encore le docteur Luys, auquel il faut toujours se reporter quand on parle de blennorragie, il est de pratique

courante, et tous les spécialistes ont pu l'observer, qué sur des urètres
vierges de toute infection antérieure et qui possèdent un épithélium cylindrique intact, la pénétration du gonocoque dans la profondeur de la muqueuse urétrale est beaucoup plus facile et se fait beaucoup plus facilement.
C'est ce qui explique pourquoi les lavages institués d'une façon précoce pour
obtenir l'abortion de la blennorragie ne réussissent que bien plus difficilement lorsqu'il s'agit d'une première blennorragie. »

Tous les promoteurs de la méthode sont unanimes pour le dire : *le traitement par injections ou lavages doit être appliqué par le médecin, si ce dernier en a reconnu l'indication*, et il n'en faudrait pas moins de 15 pour arriver
à un résultat, quand on y arrive. Pour le docteur Janet, promoteur de la
méthode des grands lavages : « C'est un traitement de luxe, inapplicable
à l'hôpital, et qui ne pourra guère se généraliser, parce qu'il n'y a que peu
de malades qui seront en état, par leur situation, de s'y soumettre, et parce
que les chirurgiens, à moins d'en faire une spécialité, ne pourront s'astreindre
à donner des soins si réguliers. »

Le docteur Noguès dit que sur 18 malades traités à la période précoce,
au moment de choix, il a eu 7 guérisons; les 11 autres malades ont continué
à couler (la méthode des grands lavages étant considérée comme méthode
abortive).

Les professeurs Augagneur et Carle écrivent les lignes suivantes : « Les
résultats, en tant qu'abortion, de la méthode des grands lavages, sont très
médiocres. Ces résultats médiocres ne s'obtiennent en pratique que par
l'emploi de procédés généralement inutilisables. L'intervention répétée
du médecin est coûteuse; le blennorragié, pour bénéfice, si bénéfice il y a, des
grands lavages, doit avoir des loisirs et des ressources; ce n'est pas le traitement idéal, facile à suivre en secret, même en voyage.

« Laver l'urètre postérieur au cours d'une blennorragie, c'est prendre une
massue pour écraser une mouche, et en tombant, la massue n'écrase pas que
la mouche.

« Nous verrons plus loin quelle funeste influence exerce sur le processus
blennorragique la congestion de l'urètre postérieur et de ses annexes, et
surtout le rôle déterminant des poussées inflammatoires dans la production des prostatites, cause la plus fréquente des écoulements chroniques.

« Or nous avons vu très fréquemment les grands lavages déterminer ces
poussées du côté de l'urètre postérieur, amener les douleurs, la pollakiurie,
tout le cortège symptomatique de l'urétrite postérieure aiguë.

« Et, implicitement, nous trouvons l'aveu de ces dangers dans les publi-
cations de quelques partisans des grands lavages. Le docteur Guiard a vu
la rétention, la prostatite et l'orchite directement déterminées par les
grands lavages. »

Le médecin devra-t-il donc complètement rejeter de sa pratique courante les grands lavages et les injections? Nous ne le pensons pas néanmoins, parce qu'il n'y a pas des maladies, a-t-on dit justement, il y a des
malades; et autant il y a de malades, autant de cas nouveaux s'offrent à
l'examen du médecin. C'est lui qui doit donc être juge en dernier ressort
de l'opportunité ou des contre-indications du traitement. Mais ce qu'il y a
de certain, c'est que, d'une part, les indications des grands lavages et des
injections dans la blennorragie aiguë sont limitées. Et d'autre part, elles
constituent un traitement qui doit toujours être appliqué par le médecin

lui-même, et qu'il ne doit pas laisser à la discrétion du malade, de peur que ce dernier ne se l'applique d'une façon septique, inopportune ou trop brutale. Le malade, en effet, négligeant les conditions essentielles d'asepsie des liquides et des instruments, pourra se donner des infections associées. Le malade pourra aussi, en appliquant ces traitements dans les moments de recrudescence du mal, où ils sont peu utiles et souvent même impossibles à cause de la violence des douleurs, se donner une prostatite ou une épididymite.

Comme le dit Balzer, « *le traitement interne, bien suivi, peut à lui seul guérir la blennorragie* ». En tout cas ce traitement interne devra toujours être associé au traitement local, quand le médecin jugera à propos d'appliquer ce dernier. Nous avons suffisamment signalé les troubles d'intolérance et les accidents gastro-intestinaux causés par les anciennes préparations de balsamiques.

Le docteur Maldès, de la Faculté de médecine de Montpellier, a d'ailleurs complètement vidé la question dans un travail, auquel nous conseillons de se reporter, intitulé : *Les inconvénients des balsamiques; par quoi les remplacer* (1) *?*

Le pagéol, au contraire, semble être le remède spécifique de la blennorragie aiguë. Les observations cliniques le montrent mieux que nous ne saurions le dire ici.

Le pagéol qui est un anticatarrhal, un anesthésiant et un bactéricide, modifie rapidement la nature de l'écoulement, en même temps qu'il en abrège la durée. Ce dernier, de jaune verdâtre, devient rapidement blanchâtre, puis muqueux, filant, et collant simplement le méat. Si l'on essaie de faire une culture avec les gonocoques du canal, on verra que les colonies sont lentes à pousser et cultivent mal. Il n'en était pas de même avant le traitement, comme il est aisé de le vérifier. Bientôt d'ailleurs, le microscope ne décèle plus que des gonocoques de plus en plus rares, car ils sont détruits grâce aux propriétés bactéricides du produit.

---

(1) « Le pagéol associe le santalol au dioxybenzol, sous la forme d'un sel double, ou bicamphocinnamate de santalol et de dioxybenzol, encore appelé d'après sa marque déposée *balifostan*. Ce dernier constitue donc un nouveau sel, d'une puissante énergie et d'une activité extrême que ne pouvait avoir le santalol β employé seul et qu'il était impossible de demander au santalol α. Au balifostan, le préparateur de ce nouveau sel a eu l'idée très heureuse d'adjoindre les principes actifs de *fabiana imbricata* et d'*hystérionica baylahuen*, deux plantes que l'empirisme avait déjà signalées et dont il utilisait les propriétés contre les affections catarrhales des voies urinaires. Le santalol agissait bien comme balsamique mais que pouvait-il contre les gonocoques qui encombrent l'urètre et même les parois de la vessie? Ne sait-on pas aujourd'hui que le gonocoque et ses associés multiples ne sont pas simplement étalés à la surface des muqueuses malades et fluentes, mais qu'ils sont en quelque sorte infiltrés, enchâssés, dans les éléments cellulaires épithéliaux et sous-épithéliaux où les maintient la stase lymphatique.

« Si le pagéol peut obtenir ce que ne pouvait avant lui aucun balsamique, et pas même le santalol, c'est qu'il décongestionne à merveille les éléments anatomiques de tous les organes génito-urinaires malades, c'est qu'il rajeunit les cellules et refait en quelque sorte soit à l'urètre, soit à la vessie un revêtement interne complètement neuf après avoir détruit le gonocoque et ses complices en surface et en profondeur.

« Le pagéol offre en outre cet avantage énorme, qu'il atteint également les toxines sécrétées par les agents microbiens et désintoxique ainsi l'organisme.

« Au point de vue simplement pratique, le pagéol a sur les balsamiques et le santalol en particulier, une supériorité marquée. Alors que ceux-ci ne sauraient être que des adjuvants qui ne pourraient aucunement avoir la prétention de supprimer les lavages et les injections urétrales pour les hommes, le pagéol administré seul constitue à lui seul une *médication complète*. » (Dr MALDÈS).

Tous ces faits ont été longuement et consciencieusement étudiés dans le beau mémoire du docteur Henry Labonne, licencié ès sciences, médecin spécialiste à Marseille, qui a pour titre : *Comment on traitait jadis; comment il faut traiter aujourd'hui la blennorragie* (1).

A la suite de la cure de pagéol, la nature de l'écoulement change donc considérablement : sa durée n'en est pas moins abrégée. Au lieu de couler pendant quatre à cinq semaines, le malade ne garde que quelques jours sa blennorragie, qui entre tout de suite dans sa phase terminale. Il faut continuer encore le pagéol pendant une ou deux semaines pour que la maladie n'ait plus de tendance à récidiver.

Enfin il nous reste à dire un mot sur les propriétés anesthésiantes du pagéol dans la blennorragie aiguë. Le malade sera heureux de voir calmer ses douleurs cuisantes et si pénibles à endurer quand il urine, et le médecin sera également satisfait d'avoir sous la main un remède sur les effets duquel il puisse compter. Chez le blennorragien, en effet, soumis à la cure intensive de pagéol, la souffrance est abolie, pour ainsi dire, dès son apparition.

---

(1) « On comprend à quel point c'était perdre son temps que de s'acharner des semaines et des mois entiers, à saturer des muqueuses d'antiseptiques, dans l'espoir d'y détruire le gonocoque qui se trouvait ailleurs; on ne s'étonne plus que Crivelli et d'autres aient pu signaler la persistance de ce dernier, dans l'unique gouttelette matutinale de pus, dernier vestige d'un écoulement chez un malade consciencieusement lavé et injecté pendant six semaines.

« S'il était, en effet, logique de poursuivre la destruction *in situ* de l'agent infectieux lui-même, c'était à condition de pouvoir l'atteindre partout où il se trouve, et de le poursuivre là seulement où il se trouve : à savoir sous l'épithélium de la muqueuse, dans les glandes, dans le tissu conjonctif du chorion muqueux, dans les espaces lymphatiques, etc.

« C'est justement parce que telle est l'action indéniable du pagéol que la « pagéolisation » s'il est permis de créer un néologisme, est devenue, ces dernières années, la véritable méthode, la seule que bientôt emploieront tous les praticiens soucieux de guérir, vite et bien, leurs blennorragiques.

« Qu'est-ce donc que le pagéol? Un antiseptique interne plus actif, plus énergique que tout autre? Un balsamique supérieur? Oui, et non, car, en réalité, il est tout cela, et mieux encore, si possible. Constitué par l'association des principes actifs de *fabiana imbricata* et d'*hystérionica baylahuen*, plantes jusqu'ici employées de façon purement empirique, et de bicamphocinnamate de santalol et de dioxybenzol, plus simplement nommé balifostan, le pagéol agit de façon décisive sur tous les microbes qu'il ne manque pas d'atteindre, sur toute l'étendue des voies urinaires, et sur les toxines qu'ils sécrètent. Mais, de l'avis de tous les praticiens, c'est principalement vis-à-vis du gonocoque qu'il est implacable, non seulement contre le gonocoque isolé, mais aussi contre ses associations microbiennes. Or, on sait que celles-ci comptent parmi les plus graves, et que c'est là justement le danger nouveau que fait courir aux blennorragiques, non seulement cette persistance indéfinie de leur écoulement, mais son unique prolongation au delà des limites où sa durée est classiquement admise. Absorbé par la muqueuse stomacale et immédiatement transporté dans le courant circulatoire, le pagéol pénètre partout, jusque dans l'intimité des éléments histologiques. Aussi, supprime-t-il en tous points la stase lymphatique, décongestionne-t-il entièrement, sur toute l'étendue de l'arbre urinaire, la muqueuse qui le tapisse. Et par cela même qu'il annihile, sur place, les effets de l'infection gonococcique, il en prévient (comme il est apte à les combattre d'ailleurs) toutes les complications : cystites, épididymites, néphrites, arthrites, rhumatismes, etc. Dans ces conditions, il agit véritablement comme aucun agent, soit interne, soit externe, n'avait pu agir avant lui, en déterminant une rénovation véritable des tissus envahis, dont il provoque le rajeunissement. Son action est constante, énergique, sans être jamais nuisible pas plus pour les organes génito-urinaires que pour les organes digestifs, et tous les estomacs, tous les intestins le supportent à merveille. Pratiquement, que d'avantages!! Plus de lavages, plus d'injections urétrales à opérer, pour les hommes; tout au plus pour les femmes doit-on recommander, plus que jamais, en cas de blennorragie, l'usage de la gyraldose (traitement spécifique de toute vaginite, arrêtant très rapidement tout écoulement suspect). Il suffit donc, pour seul et unique traitement par la nouvelle méthode, de prendre, au début de chaque repas, jusqu'à complète guérison, de 15 à 20 capsules de pagéol dans les 24 heures; quantités qui s'abaissent, des deux tiers, dans les états chroniques. Les résultats ne se font pas attendre; ils sont tels que, vraiment, il serait bien difficile de vouloir exiger davantage, et qu'il paraît tout à fait impossible de pouvoir véritablement faire mieux. » (Dr LABONNE).

A quoi tient la douleur en effet dans la blennorragie négligée? Livré à ses propres ressources, l'organisme se défend comme il peut, et contre le gonocoque qui tend à pénétrer de dehors en dedans à travers les cellules ou leurs interstices, viennent lutter les leucocytes qui sortent des vaisseaux sanguins et passent au contraire de dedans en dehors pour englober les gonocoques. La muqueuse urétrale est donc bien un véritable champ de bataille, comme l'a dénommée Luys. Le canal urétral est labouré dans tous les sens; la muqueuse est profondément délabrée. Il n'est donc pas étonnant que le blennorragien ressente des douleurs si vives et si cuisantes.

Avec le pagéol, il en va tout autrement. Pourquoi? Parce que le gonocoque n'a plus besoin du leucocyte pour le détruire. Dès sa pénétration dans les cellules cylindriques du canal ou dans les interstices cellulaires, il arrive dans un milieu qui est réfractaire à son développement, parce qu'il a reçu l'imprégnation pagéolique. Le gonocoque non seulement ne peut pas y faire de délabrements, il ne peut même pas y cultiver, il ne peut même pas y vivre. Il y meurt, il y subit la bactériolyse, il y subit la digestion cellulaire, sans avoir besoin des globules blancs pour y subir la fonte leucocytique.

Voilà donc pour le traitement de la blennorragie aiguë. Comment traiter la blennorragie devenue chronique? Nous avons vu combien était restreinte la place laissée aux lavages et aux injections, c'est-à-dire aux manœuvres externes dans le traitement de l'affection aiguë. La part qui leur est réservée ici est plus grande. Certains médecins emploient les grands lavages dans les blennorragies chroniques superficielles. Mais c'est surtout aux instillations et à la dilatation du canal que se rallient la plupart. Quelquefois il est utile et même nécessaire de s'aider de l'urétroscopie, mais ce que nous nous croyons autorisé à dire, d'après les observations cliniques des médecins qui l'ont essayé, c'est que le pagéol, de par sa nature et ses propriétés, est l'adjuvant très utile, pour ne pas dire nécessaire, des traitements externes dirigés contre l'urétrite chronique. Il stérilise l'urine, en diminue la putrescibilité, lui conserve sa réaction par les acides résiniques. *Il modifie la muqueuse du canal d'autre part, en s'éliminant par ses glandes*, et en allant impressionner le gonocoque là où il se trouve. Cette modification de la couche épithéliale du canal est une vraie rénovation, ou plutôt une régénération, dans le sens précis du mot. Ceci demande quelques explications. A l'état normal, en effet, la muqueuse urétrale est constituée par une couche superficielle de deux assises de cellules cylindriques et par une couche profonde de quatre à cinq rangées de cellules polygonales ou ovoïdes de remplacement. Cet épithélium est profondément bouleversé, comme nous l'avons bien vu au cours de l'infection blennorragienne mal soignée. Or, qui dit infection dit inflammation, et qui dit inflammation dit sclérose. Aussi, la transformation de l'épithélium cylindrique en épithélium pavimenteux, c'est-à-dire la transformation d'un tissu souple en un tissu rigide, est-elle la règle dans ce cas. « L'urétrite chronique non soignée aboutit donc fatalement au rétrécissement », comme a pu dire Luys avec raison.

L'imprégnation pagéolique de la muqueuse du canal urinaire a précisément pour but de prévenir cette stratification de l'épithélium cylindrique du canal, de la combattre dès qu'elle apparaît. L'épithélium a, bien entendu, d'autant moins de tendance à se stratifier et à se kératiniser ultérieurement, qu'il a eu à subir, grâce au pagéol, des réactions inflammatoires moins vives.

Mais, bien plus, on voit *les cellules cylindriques qui avaient tendance à prendre le type pavimenteux, se soulever progressivement pour reprendre le type cylindrique, se régénérer vraiment sous l'influence de l'imprégnation pagéolique.* Le canal urinaire reprendra peu à peu sa souplesse qui marche de pair avec la *restitutio ad integrum* de son épithélium cylindrique.

Nous conseillons donc au médecin de faire toujours prendre à son malade des capsules de pagéol, en même temps qu'il soignera localement son canal par un traitement approprié, qu'il appliquera lui-même. Il en retirera toute satisfaction, car le pagéol lui permettra de poursuivre les manœuvres intra-urétrales nécessaires pour le plus grand bien de son malade, avec la plus grande sécurité et à l'abri de toute complication.

LES COMPLICATIONS DE LA BLENNORRAGIE

CHEZ L'HOMME

ET CHEZ LA FEMME ET LEUR TRAITEMENT

Il est convenu, dans le public, de ne pas attacher une assez grande importance à la blennorragie et de la traiter, bien à tort, comme une maladie négligeable ! C'est en effet une maladie grave par ses complications surtout, qui sont fréquentes, si elle n'est pas soignée ou mal soignée. Nous allons en étudier brièvement les principales : chez l'homme, l'épididymite, la cystite et la cysto-pyélo-néphrite, la prostatite et le rétrécissement; chez la femme, la métrite. En un mot, les complications de la blennorragie peuvent frapper, soit l'appareil génital, soit les voies urinaires inférieures et même supérieures, soit enfin l'organisme tout entier: le gonocoque causant par son passage dans le sang une infection générale, comme nous le verrons dans le dernier chapitre. Nous commencerons par les complications localisées sur l'appareil génital : orchi-épididymite et prostatite, chez l'homme; métrite, chez la femme.

A. — COMPLICATIONS DE L'APPAREIL GÉNITAL

CHEZ L'HOMME

1° ORCHI-ÉPIDIDYMITE

(Stérilité masculine)

Parmi les localisations qu'affecte la blennorragie urétrale sur l'appareil génital de l'homme, nous ne parlerons pas des déférentites, ni des spermato-

cystites, assez fréquentes pourtant, pour insister davantage sur l'orchi-épididymite qui est, avec la cystite, une des deux grandes complications de la
blennorragie.

On la rencontre en effet une fois sur dix, suivant la statistique de Fournier.
Elle est souvent due à des fatigues ou à des imprudences. « *Il en est de même,*
dit Balzer, *des injections irritantes ou mal faites.* »

Au moment où le testicule s'enflamme, l'écoulement diminue, comme si la
maladie s'était tout entière reportée sur un organe voisin. En réalité, il n'en
est rien : le gonocoque suit, pour aller se localiser dans l'épididyme, la voie
que lui offre le réseau lymphatique qui fait communiquer cet organe avec le
canal de l'urètre, et on retrouve en effet du gonocoque dans l'épididyme
même.

C'est vers la troisième ou quatrième semaine de la blennorragie qu'arrive
cet accident. Pourquoi n'arrive-t-il pas plus tôt? On le sait maintenant,
depuis, qu'entre les mains habiles de Comandon, le cinématographe est
venu démontrer que le gonocoque pouvait être classé parmi les microbes
immobiles. Il mettra donc un temps considérable à atteindre l'épididyme,
trois semaines environ, à moins que, par une injection malheureuse, on ne
fasse franchir en quelques jours au microbe le chemin qu'il mettrait norma-
lement quelques semaines à parcourir. Or, trois semaines, c'est trois fois plus
de temps qu'il n'en faut pour tuer le microbe par imprégnation pagéolique
du canal. Mais n'anticipons pas sur la suite, et étudions rapidement les
symptômes de l'orchi-épididymite.

Le malade ressent des douleurs inguinales, puis une sensation de poids
dans le scrotum, en même temps que les testicules deviennent d'une extrême
sensibilité. Le malade se tient difficilement droit et a la marche pénible.
A la palpation, on trouve alors le testicule tuméfié et l'épididyme induré, qui
coiffe la partie postérieure du testicule comme un cimier de casque.

Il se produit un épanchement séreux dans la tunique vaginale du testicule. La température du malade oscille quelques jours entre 38° et 39°.
Souvent la prostate est également intéressée. Si le malade a des éjaculations,
elles sont purulentes ou sanguinolentes. Enfin, une albuminurie passagère
est de règle.

L'épididymite a une période d'accroissement et d'état stationnaire, cha-
cune de une semaine environ. La résolution se fait du quinzième au trentième
jour, mais souvent il persiste une induration de l'organe. Ce qui fait la gra-
vité de l'affection, c'est l'orchite double, qui n'est pas rare, et qui entraîne
la stérilité environ neuf fois sur dix.

Le malade doit garder le lit, avec les testicules relevés. Quelquefois, l'application de la vessie de glace est nécessaire pour calmer les douleurs. Les
grandes médications seront les bains, les laxatifs (jubol) et les balsamiques. Nous terminons par ces lignes si sages de Balzer :

« *Pendant l'évolution de l'orchite, tout traitement local de la blennorragie
doit être suspendu.* On ne pourra le reprendre que lorsque tout risque de
rechute semblera pouvoir être écarté. *C'est un des cas dans lesquels nous
estimons le traitement interne prolongé préférable au traitement local.* »
C'est assez dire quels services le pagéol est appelé à rendre ici aux malades.
C'est peut-être la complication de la blennorragie sur laquelle il a le plus de
prise, autant que contre la blennorragie aiguë et chronique elle-même.
Nous n'insisterons pas. Nous avons plus haut suffisamment indiqué pourquoi

le pagéol agit et comment il agit sur les tissus en profondeur, là où l'injection ne peut pas aller chercher le microbe et sur l'état général du malade. Nous allons passer de suite à l'étude de la prostatite.

2° PROSTATITE
VÉSICULITE ET DÉFÉRENTITE

(Impuissance masculine)

Nous étudions ici la prostatite, parce que la prostate, comme l'ont montré les plus récentes recherches est une glande dont la sécrétion externe est chargée d'assurer la vitalité des spermatozoïdes. Bien moins grave que l'épididymite, au point de vue tout au moins de ses conséquences immédiates, la prostatite est bien plus fréquente, nous voulons dire la prostatite vraie. Car, à un autre point de vue, on pourrait dire que la prostate est toujours touchée, plus ou moins, toutes les fois que, dans la blennorragie, l'urètre postérieur est intéressé. Aussi, d'après Pétersen, la prostatite existerait-elle dans 50 o/o des cas.

C'est une complication de la seconde ou troisième semaine de la blennorragie qui survient, comme le dit Balzer, « *quelquefois après un traitement irritant, injection ou lavage urétro-vésical* ». Pesanteur périnéale, douleurs irradiées, défécation douloureuse, miction très douloureuse, difficile et fréquente, tels sont les grands signes, avec la rétention d'urine qui complique souvent le tableau. Il faut autant que possible ne recourir au cathétérisme, même avec sonde molle, qu'après avoir épuisé les autres moyens, car, ainsi que le dit Balzer, « *il est très douloureux, parfois difficile, et dangereux par les complications qu'il peut provoquer* ».

Ce n'est heureusement pas la forme suppurée, ni la forme à abcès par rétention qui est la plus commune, c'est la prostatite catarrhale subaiguë. Souvent, on attribue à l'urétrite postérieure des troubles qui viennent de la prostate. Dans l'urine, on retrouve les filaments prostatiques ou filaments virgules. Les lésions intéressent alors seulement le parenchyme de la glande. Si le malade n'est pas traité d'une façon assez énergique, les lésions peuvent atteindre tous les tissus de la glande, devenir interstitielles et réaliser, peu à peu, l'hypertrophie de la prostate définitivement constituée.

Or, comme l'ont bien montré au point de vue expérimental, le professeur Legueu et le docteur Gaillardot, du Collège de France, dans leur mémoire sur la *toxicité générale des extraits de prostate hypertrophiée*, l'adénome prostatique provoque chez l'animal à qui on l'injecte des troubles respiratoires et circulatoires graves, souvent suivis de mort. Par conséquent, la prostate hypertrophiée pourrait bien ne pas être qu'un obstacle mécanique à la contraction de la vessie, mais pourrait inhiber aussi sa contractilité normale par action humorale de voisinage ou par résorption vésicale sur place de sécrétion toxique. Outre cette action toxique locale, la prostate hypertrophiée pourrait bien avoir aussi une action toxique générale qui se manifesterait par des inconvénients sérieux chez l'individu qui en serait porteur.

Aussi, le professeur Legueu considère-t-il avec raison les toxines prostatiques comme l'agent probable de l'influence dépressive sur un système nerveux prédisposé. « La neurasthénie urinaire ne serait donc plus, elle aussi, que le résultat d'une intoxication. »

Ces recherches toutes récentes, qui sont, on peut le dire, à l'avant-garde de la science, témoigneraient une fois de plus, s'il en était besoin, de la nécessité de soigner scrupuleusement la blennorragie, pour en prévenir les complications et notamment la prostatite.

Bien entendu, il vaudra mieux la prévenir que la combattre. Il sera souvent préférable de tuer le gonocoque *in situ* par le pagéol que de risquer de lui faire gagner l'urètre postérieur. et par conséquent la prostate, à la faveur d'une injection mal faite. Nouvelle preuve de plus que le médecin doit faire lui-même les injections, s'il en ordonne, et ne pas en laisser le soin au malade. Qu'on nous excuse de rappeler encore une fois la démonstration cinématographique qu'a faite le docteur Comandon du peu de mobilité du gonocoque, et le danger, par conséquent, de mobiliser le gonocoque et de le transporter jusqu'à la prostate, au lieu de l'évacuer au dehors, par une injection mal faite.

Mais, si on l'a laissée se déclarer, comment traiter la prostatite, car il y a le plus haut intérêt à éviter la prostatorrhée et la spermatorrhée qui amènent si souvent l'impuissance. Tout d'abord, comme dans le cas d'épididymite, il ne faut « *pas de cathétérisme, pas d'injections, aucun essai de traitement du côté de l'urètre, pendant l'état aigu* », ainsi que le fait justement remarquer Balzer.

Quelques capsules de pagéol seront un utile adjuvant du traitement par les suppositoires, les lavements et les grands bains pendant l'état aigu. Le pagéol évitera les complications vésicales de la prostatite, et maintiendra la limpidité de l'urine, car l'urine, dans la prostatite pure, est claire, troublée seulement par quelques gouttes de pus du canal de l'urètre et quelques gouttes de sang à la fin de la miction.

Le traitement instrumental de la prostatite chronique consiste essentiellement dans la dilatation et les instillations. Il sera bon également de faire toujours prendre au malade, dans ce cas, un antiseptique interne comme le pagéol, pour maintenir aseptique son milieu vésical et éviter qu'il réagisse par de la cystite aux manœuvres intra-urétrales quelquefois nécessaires à la guérison de sa prostatite chronique.

Nous ne croyons pouvoir mieux faire, en terminant, que de citer cet extrait de la Communication à l'Académie de Médecine de Paris sur le *Traitement médicamenteux de l'hypertrophie de la prostate* par le professeur Lassabatie, ancien professeur, ancien médecin principal de la Marine (3 décembre 1912):

« Nous avons eu l'occasion d'étudier le pagéol et de l'expérimenter sur de nombreux malades. Les résultats toujours excellents, et parfois étonnants, que nous avons obtenus nous permettent d'en affirmer l'efficacité absolue et constante.

« Ainsi le pagéol agit, on ne peut mieux, contre la lésion elle-même et l'hypertrophie prostatique. Et ce n'est pas seulement au début de la maladie, mais même encore lorsqu'on l'a laissé arriver à la période des sondages, lorsque le patient ne peut plus vider suffisamment sa vessie de l'urine qu'elle contient, même alors la médication est formellement indiquée. »

Notre conclusion sera qu'*à partir de* 40 *ans, tout homme soucieux de sa santé doit faire deux cures annuelles d'un mois de pagéol (6 capsules par jour)* pour assouplir sa prostate, éviter son durcissement qui est la cause de la rétention, c'est-à-dire l'infection urinaire.

Ici nous devons dire quelques mots d'une localisation très fréquente de la blennorragie sur les vésicules séminales, de la vésiculite.

Les récents travaux de Luys, qui est arrivé le premier à réaliser le cathétérisme si délicat des canaux éjaculateurs, viennent de donner un regain d'actualité à cette affection trop souvent méconnue. Elle est pourtant grave, car c'est une grande cause de l'impuissance masculine. Elle est longue et difficile à guérir. Le malade qui en est porteur ne ressent cependant que des douleurs vagues dans le bassin, car les vésicules séminales sont très profondément situées derrière la vessie, et c'est précisément ce manque de symptômes douloureux qui fait rarement porter ce diagnostic de vésiculite. Les troubles qu'elle provoque sont tardifs et trop souvent définitifs : c'est la fréquence des mictions et la phosphaturie, ce sont les érections ou pollutions douloureuses, c'est l'éjaculation prématurée, c'est l'impuissance enfin. Souvent, ici encore, en est cause une injection malheureuse, qui aura refoulé le gonocoque dans l'urètre postérieur. La médication pagéolique doit être employée d'une façon intensive pour réaliser l'imprégnation vésiculaire anti-gonococcique, car elle au moins ne présente aucun danger. Enfin la vésiculite s'accompagne souvent aussi de déférentite, ce qui est bien naturel : la déférentite provoquant des poussées péritonéales douloureuses, différant des douleurs vagues de la vésiculite.

B. — COMPLICATIONS DE L'APPAREIL GÉNITAL

CHEZ LA FEMME

MÉTRITE, VAGINITE, BARTHOLINITE

ET SALPINGO-OVARITE

(Stérilité féminine)

La métrite est la grande complication de la blennorragie chez la femme ; cette infection se complique souvent de celle du vagin et quelquefois de l'urètre.

La métrite est primitivement cervicale et n'envahit le corps que secondairement. Quand l'endométrite est superficielle, la muqueuse est congestionnée, saignante, et le transport des gonocoques dans le corps de l'utérus est singulièrement facilité par les règles, l'avortement ou l'accouchement. Quand la métrite est totale alors, il y a en général infiltration aussi du tissu musculaire.

La malade ressent des irradiations douloureuses dans le bas-ventre, qui la contraignent au repos. Cet état s'accompagne souvent d'un état fébrile et d'un état gastrique. La vaginite aiguë, qui ne tarde pas à compliquer le tableau, rend l'exploration et par là le diagnostic difficiles.

Souvent, à la suite de cette métrite, le col s'hypertrophie et s'allonge tellement qu'il rend des opérations ultérieures nécessaires.

Nous n'en citerons qu'une, *la dilatation utérine* (1), sur les dangers de laquelle le docteur Canac, de Marseille, a récemment attiré l'attention dans un beau Mémoire, où il en montre les dangers et comment on peut l'éviter en faisant une antisepsie externe soignée avec des injections de gyraldose. Il y a intérêt, en effet, dans le cas de métrite, à attaquer le mal des deux côtés à la fois : par la voie interne, avec le pagéol et par la voie externe avec la gyraldose.

Dans la métrite, le gonocoque, cause primitive du mal, est souvent difficile à isoler : d'autre part, il est rapidement associé aux autres microbes de la suppuration. D'autant plus que bien des leucorrhées ne sont en réalité que des blennorragies ignorées ou latentes, retentissant d'autre part sur l'état général de la femme par des troubles anémiques ou névralgiques divers.

A un autre point de vue, la métrite blennorragique est une cause très importante de stérilité. La médication interne par le pagéol, si elle n'a pas été prise à temps, n'est pas alors suffisante. Le docteur M. Giraud, de Reims, a bien étudié cette question dans son travail si intéressant :

---

(1) « Comment donc obtenir cette asepsie constante, suffisante, des régions intimes de la femme ; comment, à l'occasion, rendre celle-ci plus parfaite encore ? Ce ne sont point, en effet, de simples lavages, de vulgaires injections, si régulières, si bien pratiquées qu'elles soient qui peuvent les réaliser. Il ne suffit point de faire naître et d'entretenir, sur la surface de la vulve, et à l'intérieur du vagin, ainsi que dans les culs-de-sac vaginaux et sur le pourtour de l'orifice utérin, une propreté stricte et du meilleur aloi.

« Celle-ci ne peut amener, en somme, que la disparition des impuretés, des souillures déposées sur ces parties, où elles ont toute facilité pour stagner et s'accumuler. Ce serait, répétons-le, insuffisant ; il faut que, non seulement l'épithélium de la muqueuse mais les couches sous-épithéliales elles-mêmes participent à cette épuration ; il faut qu'elles aussi soient assouplies, asséchées, décongestionnées, en même temps qu'assainies et désinfectées. C'est alors seulement que le praticien pourra agir sur l'orifice utérin, par la pose de laminaires, et ultérieurement à l'aide de bougies dilatatrices ; et qu'il pourra le faire sans crainte de provoquer une réaction inflammatoire dangereuse.

« Ce ne seront jamais, on peut nous en croire, ni l'eau bouillie, ni les antiseptiques usuels qui lui donneront, à lui et à sa cliente, toute sécurité. Les médecins, et non des moindres, en sont venus, peu à peu, à proscrire ici l'emploi du dangereux sublimé, de l'infidèle permanganate, de l'insuffisant acide borique, et de vingt autres encore, tour à tour trop vantés, comparativement à leur efficacité surfaite et à leur douteuse innocuité. Tous ceux qui se tiennent au courant de la science ont, ces dernières années, substitué aux solutions justement condamnées, un produit qui fait vraiment tomber toutes les objections à l'emploi des antiseptiques en gynécologie : la gyraldose. La gyraldose est déjà trop connue pour qu'il soit nécessaire de beaucoup insister sur sa composition. Chacun sait qu'elle réalise ce paradoxe thérapeutique en quelque sorte, de donner le maximum d'effets antiseptiques, avec le minimum d'effets irritants, grâce à l'heureuse association de l'acide thymique au trioxyméthylène (formol polymérisé) pour l'action *désinfectante;* le tout complété par l'addition d'alumine sulfatée *astringente,* laquelle fixe les vapeurs irritantes que dégage le trioxyméthylène, sel nouveau, au contact de l'eau. » (Dr CANAC, *La dilatation utérine et ses dangers*).

Y a-t-il un traitement médicamenteux de la stérilité féminine (1) ? Il y montre notamment que la préparation si répandue sous le nom de fandorine, et dont la base est un extrait ovarien particulièrement actif, est toute puissante pour décongestionner les organes intimes chez les anciennes blennorragiennes, rétablir leurs fonctions normales et guérir ainsi la stérilité. L'association de la fandorine au pagéol sera indispensable dans ce cas pour donner un résultat complet. La grossesse est une des grandes causes d'éternisation de la blennorragie chez les femmes que cette dernière n'a pas rendues stériles. Le gonocoque trouve réunies, en cas de grossesse, les conditions les plus favorables à son développement. Quand nous aurons dit enfin, qu'en dehors de la puerpéralité, la majorité des péritonites chez la femme est due aux affections gonococciques ou para-gonococciques, nous aurons suffisamment montré avec quel soin on doit prévenir ou combattre la métrite chez la femme.

Ce n'est pas ici le lieu d'étudier le traitement de la métrite. Il se confond au début avec celui de la blennorragie. Traitement le plus précoce possible par les injections à la gyraldose et les pansements avec des tampons gly-

---

(1) « Nous ne commettrons pas une telle faute, car nous entendons demander à l'opothérapie tout ce qu'elle peut donner comme stimulant des fonctions génératrices, et en même temps de l'économie entière.

« En deuxième lieu, toujours pour la même raison d'ailleurs, nous voulons renforcer l'action de la glande ovarienne par l'adjonction, à l'extrait total d'ovaire, de l'extrait de glande mammaire. Ce dernier agit à son tour, grâce à une substance hypotensive, sur la musculature utérine, et régularise de la sorte la fonction menstruelle, ainsi que l'a démontré J. Batuaud. De plus, et d'après le même auteur, les insuffisantes de l'ovaire restent des insuffisantes de la glande mammaire. L'association des deux médicaments répond donc, mieux encore que l'extrait ovarien seul, à toutes les indications qu'il nous faut satisfaire, un peu à l'aveugle, puisque nous ignorons et ne pouvons que soupçonner la nature exacte des perturbations organiques auxquelles la femme est redevable dans bien des cas de sa stérilité.

« Quant au produit qui réalise le mieux cette association des deux opothérapies désirées c'est assurément la fandorine. Celle-ci se présente sous la forme de comprimés renfermant 20 centigrammes d'ovaires de brebis, les plus actifs de tous, et 20 centigrammes de mammelle fraîche de vache en pleine lactation, dont on a éliminé tout tissu graisseux, fibreux, conjonctif. Les deux glandes, ainsi dépouillées de tout ce qui n'est pas tissu glandulaire, sont desséchées dans le vide à une basse température.

« Il n'y a point lieu d'insister ici sur les autres composants de la fandorine : l'*anémone*, excellent analgésique de la matrice, sédatif des douleurs de l'ovaire ; les extraits de *piscidia erythrina* et de *viburnum prunifolium* aux actions quasi-identiques.

« Par l'administration de la fandorine à nos malades, en même temps que nous remédions à une ovulation incomplète, nous obtenons, grâce au rétablissement des sécrétions internes, un meilleur développement du tissu osseux. La médication agit sur le système circulatoire en produisant l'hypotension, régulatrice du courant sanguin; elle augmente la masse du sang et sa richesse en hémoglobine. Du même coup, le système nerveux se trouve en meilleur équilibre; toutes les grandes sécrétions et excrétions rénales, pulmonaires, comme les fonctions digestives et l'appétit lui-même se raniment. C'est un relèvement complet, en un mot, de l'état général; toutes conditions éminemment favorables pour rendre féconde la femme qui ne pouvait l'être. Autre avantage : la fandorine fait disparaître rapidement, et à merveille, cette tendance à l'embonpoint qui désole tant de femmes, jusqu'à les pousser parfois à la neurasthénie, en même temps qu'elle entretient chez elles, on l'a vu plus haut, un facteur de stérilité. Elle leur restitue leur taille normale. »

« Peut-être, dira-t-on après expérimentation, ces résultats sont-ils incontestables; mais l'usage, surtout prolongé de la fandorine, chez une femme chez laquelle on constate uniquement qu'elle est *stérile* et *rien d'autre*, ne peut-il être dangereux? Répondons sans hésiter : non; 2 à 4 comprimés de fandorine, administrés chaque jour, n'ont jamais amené dans la santé le moindre trouble. Cette médication ne présente aucune contre-indication, elle n'est incompatible avec aucune autre, ne soulève aucun dégoût, n'amène aucune accoutumance... » (Dr M. GIRAUD).

cérinés. On commencera le pagéol dès la période aiguë, et on donnera les fortes doses du remède dès le début...

Il faut se garder des injections intra-utérines. Il y a, à ce sujet une page de Luys qui est tout entière à citer : « Les lavages intra-utérins au per-« manganate peuvent être faits, *mais ils ne sont pas à recommander, car ils* « *sont très dangereux.* En effet, quel que soit l'instrument qu'on emploie « pour faire ces lavages intra-utérins, il est bien difficile de mesurer exac-« tement le débit de la sonde intra-utérine, de telle manière qu'on arrive « presque fatalement à mettre le liquide sous pression dans le corps de « l'utérus; celui-ci s'engage alors dans les trompes et peut fuser de cette « façon jusque dans le péritoine. Cet accident n'est pas rare; il est suivi « de phénomènes de collapsus et de péritonite extrêmement graves, et afin « de les éviter, il convient d'être très réservé dans l'emploi de ces lavages « intra-utérins .»

On ne saurait mieux dire. Donc pagéol à l'intérieur contre la métrite blennorragique aiguë; pagéol associé à la fandorine pour venir à bout des séquelles de la blennorragie utérine qu'on aura laissé devenir chronique; hygiène intime par les injections à la gyraldose, telle est la médication aussi moderne que complète de la métrite blennorragique.

En associant ainsi étroitement le traitement interne au traitement externe, on se mettra dans les meilleures conditions pour venir à bout le plus rapidement possible de l'affection et éviter à la femme ces complications si graves.

Mais il est aisé de comprendre qu'il est impossible que la métrite reste, chez la femme, à l'état de métrite pure : elle doit se compliquer de vaginite, par suite de l'écoulement dans le vagin du pus sortant de l'orifice du col utérin. Ce pus qui a une réaction alcaline va venir neutraliser la sécrétion vaginale normale, qui a une réaction acide; par suite l'infection vaginale sera réalisée, et à force d'être baigné de pus urétral et endométrial, le vagin lui aussi sécrétera du pus vaginal. La femme ressent de vives douleurs à la marche, parce que les parois vaginales ont leurs surfaces à vif. Elle ressent des douleurs particulièrement vives dans le petit bassin, dans le cul-de-sac vaginal postérieur, parce que c'est précisément l'endroit sur lequel appuie le col de la matrice, d'où s'écoule le pus endométrial. Il faut donc soigner attentivement la vaginite blennorragique, parce que c'est une grande cause d'éternisation de l'affection. La médication doit être à la fois interne et externe : interne par le pagéol à hautes doses, parce que les principes résineux du pagéol s'éliminent précisément par les glandes vaginales qu'elles imprègnent et stérilisent à leur passage, et externe par les lavages et injections à la gyraldose. La gyraldose ajoute ses effets antiseptiques aux propriétés antiseptiques du pagéol; elle a, en outre, l'avantage de rendre au vagin sa réaction acide momentanément perdue. Enfin, après avoir pris son injection gyraldosée, la femme interposera entre les parois vaginales un petit tampon glycériné, de façon à éviter leur frottement et à ne pas déterminer ainsi une nouvelle cause d'inflammation.

La vaginite à son tour se compliquera presque forcément de bartholinite : il est tout naturel que les deux grosses glandes orificielles du vagin soient envahies par l'infection gonococcique. Et l'on voit sourdre de la glande de Bartholin un pus jaune-verdâtre à écoulement intermittent qui sort quand la glande se vide d'elle-même, à la suite de sa réplétion exagérée, ou quand on appuie dessus. Le traitement est le même que pour la vaginite : grands lavages à l'eau gyraldosée, comme l'a bien établi le docteur Libouroux, médecin légiste, ancien professeur aux écoles de médecine navale, dans son mémoire sur *La Bartholinite et son traitement* (1).

C'est encore de la même façon que le gonocoque cause nombre de maladies de la vulve par irritation. Nous devons encore citer ici le travail du docteur Dague, de la Faculté de Bordeaux, sur les *Affections vulvaires prurigineuses et végétantes, causes et remèdes* (2). Il y établit bien que leur trai-

---

(1) « La bartholinite est une de ces affections dont il faut délivrer *à fond*, et pour toujours, la malade qui en est atteinte, mais qu'il vaut mieux encore savoir prévenir et étouffer en germe, chaque fois qu'on le peut, et comme on le peut d'ailleurs à notre époque, si on ne perd point de vue les conditions dans lesquelles elle se développe par propagation d'une infection ambiante.

« Envisageons d'abord le traitement de l'affection confirmée. A l'état aigu, répétons-le, l'incision est de règle quand l'abcès pointe, et qu'il faut aller au plus pressé. Rien d'autre à faire contre la bartholinite en un pareil moment, mais c'est indispensable. Le repos au lit, les irrigations chaudes, antiseptiques, les tampons vaginaux, voire même les pansements quotidiens à la levure fraîche, tout cela est fort bien, mais insuffisant. S'agit-il, comme presque toujours, d'une origine blennorragique de la maladie qu'on n'aura garde d'oublier, à l'intérieur l'emploi du pagéol, lequel fera merveille contre la vaginite blennorragique, c'est entendu, mais qui ne vaincra pas seul, lui non plus, la bartholinite.

« Lorsque les symptômes aigus se seront amendés, ou dans les formes franchement chroniques de l'affection, on aura recours aux applications froides, au drainage avec mèches iodoformées dans le conduit; on tentera le curetage de la poche préalablement soumise aux injections modificatrices, et qu'on aura bourrée de gaze iodée. Ou bien encore, ce sera aux cautérisations pratiquées à l'aide du chlorure de zinc que le praticien s'adressera.

« Eh ! oui, il fera tout cela; bien d'autres choses encore, parce qu'ainsi le veulent les classiques; peut-être même voudra-t-il introduire, lui aussi, dans le canal extérieur de la glande, une sonde cannelée pour le fendre dans toute sa longueur d'un coup de bistouri, comme on fait d'une fistule anale, et cautériser à fond les parois incisées. Mais cela lui donnera-t-il un résultat définitif meilleur? Nullement, qu'il en soit bien convaincu... Parce qu'il n'y a qu'un seul moyen de guérir la bartholinite aiguë ou chronique, moyen absolument sûr, radical. Ce moyen n'est autre *que la suppression de la glande elle-même, sitôt que la chute des phénomènes inflammatoires en permettra l'exérèse.*

« L'extirpation de la glande de Bartholin n'est pas une opération ardue, elle n'est pas davantage dangereuse. Il s'agit ici d'une intervention chirurgicale des plus simples, mais pour le médecin n'ayant point une pratique constante du bistouri et des moyens chirurgicaux, et surtout pour beaucoup de malades, des solutions moins radicales et moins tranchantes auront leur prix. Aussi, les uns et les autres se rappelleront-ils que la bartholinite, comme toutes les complications des infections vaginales, blennorragiques ou autres, sont de celles qu'on évite... si on le veut. C'est une question d'antisepsie locale, pas autre chose. On peut poser, en principe, que toute femme soucieuse de son hygiène intime, toute femme qui prendra journellement des injections vaginales, celle surtout qui redoublera de précautions et de soins en cas d'écoulement, dès que la moindre suppuration se fera jour du côté de ses régions intimes, sera à l'abri d'accidents et de toute complication désagréable, du côté génito-urinaire. Peut-être pourra-t-elle être, à un moment donné, atteinte de vaginite; *elle ignorera toujours la bartholinite.* La seule condition à réaliser est le choix d'une antisepsie rationnelle et d'un antiseptique parfait. Nous n'éprouvons en ce qui nous concerne, aucune hésitation à déclarer qu'en pareil cas, rien ne saurait remplacer la gyraldose. Car cet excellent produit nous donne, comme à tous et sous ce rapport, la plus entière satisfaction. L'opinion des intéressées, des femmes qui en font usage, est unanime à ce point de vue; car c'est là une des première constatations qu'il leur est donné de faire. La gyraldose assèche à *fond*, autant qu'il est utile, les parties génitales féminines; en même temps, elle les *stérilise*. En quoi, elle tend à procurer à la femme une santé locale parfaite dont l'influence sur sa santé générale n'est plus à établir .» (Dr Libouroux).

(2) « Si on veut assécher complètement, à fond, des muqueuses et des téguments, dans des régions où les femmes les moins leucorrhéiques ont toujours à compter avec des écoulements, tout au moins avec des suintements quelque peu irritants, il faut autre chose. Et plus encore pour assainir l'épithélium, l'épiderme et les couches dermiques superficielles de ces mêmes régions. Ce qui convient, c'est de les rendre réfractaires aux infections morbides, qui viennent s'ajouter là aux éjections physiologiques mensuelles; rebelles aux auto-infections comme aux infections venues du dehors, quelles qu'elles soient. Et cela le peut-on? Sans aucun doute, si, pour le faire, on dispose d'un agent suffisamment actif, nullement dangereux, d'un maniement facile et surtout agréable. « Sans doute, un tel produit

tement doit consister, concurremment à la médication interne par le pagéol, en lavages à l'eau gyraldosée qui remplace avantageusement maintenant l'eau oxygénée.

Autrement grave est la complication des voies génitales supérieures, la salpingo-ovarite, qui a trop souvent comme aboutissant une péritonite mortelle. Elle est souvent la conséquence d'une injection intra-utérine malheureuse. C'est la complication la plus redoutable de la blennorragie féminine, car elle est insidieuse, et la femme ne s'en aperçoit souvent que trop tard; d'autre part, elle a des suites aussi douloureuses, par l'aménorrhée et la dysménorrhée qu'elle provoque, que graves par la stérilité qu'elle entraîne trop souvent à sa suite. C'est la salpingo-ovarite qui fait de tant de jeunes femmes autant de déséquilibrées du ventre, car l'ovaire, gravement atteint par l'infection, se sclérose, et perd ainsi la précieuse propriété qu'il a de verser dans le sang les produits de sa sécrétion interne, qui sont indispensables à l'organisme féminin pour son fonctionnement normal. Le traitement préventif par le pagéol à haute dose est évidemment ce qu'il y a de meilleur. Heureusement que le mal confirmé est encore curable, grâce à l'adjonction au pagéol de la fandorine, qui rend à l'organisme féminin les extraits ovariens dont il était privé, et qui, d'autre part, réamorce, par excitation fonctionnelle, la sécrétion ovarienne suspendue.

---

fut longtemps rêvé, parce que de réalisation peu facile. Aujourd'hui, chacun le sait, il existe : on le nomme la gyraldose.

« Dans tout ce qui existe et a été préconisé jusqu'ici, il est en effet impossible de rencontrer une association, à la fois aussi complète et aussi judicieuse, *de tout ce qui était ici nécessaire*. Elle n'est, en outre, aucunement caustique, malgré son action. Etendue d'eau, dans des proportions un peu plus larges que de coutume : 1/2 cuillerée à café pour un litre d'eau tiède, on peut l'utiliser même dans le traitement de l'eczéma vulvaire. Toutefois, qu'on ne le perde jamais de vue, ce qui fait l'immense supériorité de la gyraldose, c'est que son emploi met à l'abri, de façon on peut dire complète, des affections ici étudiées, les femmes qui en font journellement usage.

« Il y a, de ce côté, à retirer un de ces bénéfices, dont seules les malades qui furent autrefois atteintes d'une affection vulvaire prurigineuse ou végétante, sont capables de mesurer l'étendue .» (Dʳ DAGUE).

C. — COMPLICATIONS IMMÉDIATES DES VOIES URINAIRES INFÉRIEURES CHEZ L'HOMME ET CHEZ LA FEMME

CYSTITE

La première en date, comme du point de vue de la fréquence, des complications de la blennorragie, portant sur l'appareil urinaire de l'homme et de la femme, est bien certainement la cystite. Toutes les fois que l'urètre postérieur est pris, le malade y est exposé, et spécialement de la deuxième à la quatrième semaine, quand ce n'est pas tout au début. Toutes les fatigues y prédisposent, *le cathétérisme, les injections poussées trop violemment, les injections de liquides septiques*, dit Balzer. La vessie devenue intolérante, ne peut plus renfermer sans se contracter, la moindre goutte d'urine et la miction, très douloureuse, est suivie d'un ténesme vésical encore bien plus pénible.

Quelquefois il y a rétention d'urine, causée par le spasme douloureux du canal urétral. Les urines, en cas de cystite, sont troubles, parce qu'elles sont purulentes. Avec les dernières gouttes de l'urine, il vient un peu de sang exprimé par les contractions spasmodiques de l'organe. Tout le monde connaît le diagnostic de la cystite par le fameux procédé des trois verres : nous n'insisterons donc pas.

Nous rappellerons seulement combien la cystite épuise le malade qui en souffre, et quelle multitude de moyens le médecin est obligé de mettre en œuvre pour venir à bout d'une maladie aussi rebelle à la thérapeutique. Nous rappellerons d'autre part avec quel soin doit être traitée toute cystite, car les rechutes sont faciles et nombreuses; la cystite devient aisément chronique, entretenue par des lésions du canal. Enfin, chez les prédisposés tout au moins, la cystite blennorragique est trop souvent une cause d'appel pour le bacille de Koch, qui fera pour son compte, plus tard, de la cystite tuberculeuse.

Comment soigner la cystite blennorragique? La première prescription de Balzer est la suivante : *Suspendre les injections; repos au lit et régime lacté absolu*. Puis c'est la grande indication des antiseptiques urinaires et des balsamiques titrés qui, comme le pagéol, feront ici merveille. Il ne faut pas faire de lavages de vessie : il faut laisser l'organe au repos, ne pas le faire contracter, cela se comprend aisément. Quelques instillations seront seules utiles, en cas d'hématurie persistante. « Le traitement de la cystite, dit encore Balzer, et notamment le régime et *le traitement interne*, doivent être continués pendant quelque temps après la guérison apparente .» Nous ne voulons pas revenir encore une fois sur les propriétés anticatarrhales, anesthésiantes et bactéricides du pagéol; il agira d'autant mieux qu'il sera maintenu en solution naturelle dans l'urine, en solution plus concentrée, et pendant plus longtemps, au contact des parois enflammées du réservoir vésical. (Dr BAYET.)

Nous rappellerons qu'il faut soigner avec un soin jaloux la cystite blennorragique, qui a tant de tendances à devenir tuberculeuse, qu'on peut vraiment dire que le gonocoque fait le lit de la tuberculose vésicale.

D. — COMPLICATIONS TARDIVES
DES VOIES URINAIRES INFÉRIEURES
CHEZ L'HOMME

RÉTRÉCISSEMENT
(Impuissance masculine)

Toute urétrite chronique, spécialement postérieure, a une tendance naturelle à évoluer en rétrécissement des parois du canal. Cette dernière complication de la blennorragie n'en est d'ailleurs qu'une complication à distance, à longue distance même, mais d'autant plus redoutable qu'elle est plus insidieuse. Elle survient dans les urétrites pas soignées ou mal soignées, ce qui revient au même. Tout d'abord, dans les urétrites pas soignées, où le gonocoque fait dans la muqueuse les délabrements qu'il veut; et ensuite, dans les urétrites mal soignées, où la muqueuse du canal a été éraillée par une manœuvre intra-urétrale trop brutale ou une injection de liquide trop caustique. C'est pourquoi nous revenons encore, au risque de paraître fastidieux, sur la nécessité pour le médecin de faire lui-même les injections et les lavages à son malade, s'il les a jugés utiles.

Les rétrécissements peuvent affecter l'urètre antérieur, ou postérieur, ce dernier de préférence, et où ils sont particulièrement rebelles; on les a divisés en rétrécissements organiques, spastiques et inflammatoires. Les seuls rétrécissements vrais sont les strictures organiques. Ces dernières peuvent d'ailleurs être étendues en surface et constituer les rétrécissements larges, bien étudiés ces dernières années seulement, ou les rétrécissements serrés. Les premiers sont des rétrécissements en surface, dans lesquels il y a défaut de dilatabilité, par suite d'infiltration scléreuse, plutôt que rétrécissement vrai. Les rétrécissements étroits, ou en anneau, sont au contraire les vrais rétrécissements, contre lesquels doivent être dirigés tous les efforts de la thérapeutique. Un fait à retenir est que, contrairement aux rétrécissements traumatiques, les rétrécissements de la blennorragie n'arrivent jamais à obstruer complètement le canal.

Les symptômes fonctionnels du rétrécissement sont les suivants : le jet de l'urine est étroit et déformé en spirale, en vrille, etc.; après que le malade a uriné, quelques gouttes d'urine s'écoulent encore tardivement de son canal. La force du jet de son urine est diminuée. Enfin, il y a alternance de la fréquence de plus en plus grande des mictions avec des crises de rétention, d'abord incomplète, puis qui deviennent complètes.

Quel traitement opposer à cette affection à marche essentiellement chronique? C'est la dilatation mécanique du canal tout d'abord. On fera ainsi de l'extension des tissus et on exprimera les sécrétions des glandes. L'action des dilatateurs est donc une action vitale ou physiologique exercée sur le rétrécissement. Or, comme souvent le rétréci a de la cystite, on a le plus grand intérêt, pendant qu'on agit mécaniquement sur le canal, à faire absorber d'autre part au malade quelques capsules d'un médicament qui, comme le pagéol, assurera l'antisepsie du milieu vésical et évitera les réactions inflammatoires si douloureuses de cet organe. Mais le pagéol n'est pas ici qu'un adjuvant du traitement externe, susceptible de rendre quelques services au médecin traitant en même temps qu'à son malade. Le pagéol est davantage. A lui tout seul, tout d'abord, il peut rendre au canal urétral sa souplesse momentanément perdue, à condition de ne pas laisser au rétrécissement le temps de s'organiser d'une façon définitive, ce qui demande d'ailleurs de longues années (1). Mais surtout il faut éviter de faire dans le canal urétral de l'électrolyse, qui ne ferait qu'ajouter à la stricture organique une stricture électrique, car on sait l'action caustique néfaste du courant électrique.

Le pagéol est donc capable, à lui seul, d'assouplir le canal, et de faire une lente destruction des cicatrices et rétrécissements, en régénérant la muqueuse des parois urétrales. A propos de l'urétrite chronique, nous avons en effet longuement montré plus haut comment le pagéol, par l'imprégnation cellulaire qu'il réalise, opère à la longue une véritable régénération de la muqueuse des voies urinaires, et qu'on voit l'épithélium du canal se soulever peu à peu et perdre le type pavimenteux du canal rétréci, pour reprendre le type cylindrique du canal normal. Nous n'insisterons pas à nouveau. Nous rappellerons seulement que là où le pagéol n'aura pas été suffisant pour vaincre le rétrécissement, auquel on se sera attaqué trop tard, il sera indispensable pour stériliser l'urine et rendre ainsi inoffensives les manœuvres intra-urétrales que le spécialiste devra employer pour faire la dilatation mécanique d'un rétrécissement trop serré.

---

(1) « Le pagéol est le médicament le meilleur qui puisse convenir dans le traitement de la cystite et de la péricystite, quelle que soit leur origine, parce qu'il est souverain pour détruire, comme l'expérience le prouve, *tous les microbes contenus dans les voies urinaires*, le gonocoque en particulier; parce qu'il fait disparaître l'engorgement et la *congestion* des tissus malades, congestion dont le rôle dans la production des cystites est si important. Grâce à son administration, l'urine redevient rapidement claire, le pus disparaît en même temps que les microbes, les douleurs se calment, et la fréquence des mictions cesse. C'est que le pagéol n'agit pas seulement sur les couches superficielles des tissus malades, et c'est là son avantage. Il imprègne le sang et la lymphe, étant donné qu'il est susceptible d'exercer son action sur l'intimité histologique des tissus eux-mêmes, pour y supprimer les stases sanguines morbides. En un mot, le pagéol guérit la cystite, parce qu'il ne tarde pas à substituer aux parois malades de la vessie des parois absolument saines, faites de tissus rénovés, dont les cellules purifiées et rajeunies ont retrouvé, grâce à lui, leur vitalité première. » (Dr BERNARD, *Cystites et Péricystites, Nature et Traitement*). (*Gazette médicale de Paris.*)

E. — COMPLICATIONS A DISTANCE
DES VOIES URINAIRES SUPÉRIEURES
CHEZ L'HOMME ET CHEZ LA FEMME

PYÉLO=NÉPHRITE,

TUBERCULOSE RÉNALE

La pyélite, la pyélo-néphrite ascendante, et par suite l'urémie et la cachexie urinaire sont l'aboutissant final et fatal des affections des voies urinaires négligées : urétrite chronique ayant abouti au rétrécissement, cystites et prostatites chroniques. A la longue les urines subissent une profonde altération et il se fait une extension de l'infection aux uretères, aux bassinets et finalement au filtre rénal, extension par voie ascendante.

Tantôt c'est le gonocoque à l'état de pureté qui est en cause : tantôt, bien plus souvent, ce sont les microbes associés au gonocoque, le staphylocoque, le streptocoque, le colibacille.

C'est surtout comme suite aux périodes de rétention incomplète ou complète d'urine, par cystite douloureuse, rétrécissement spasmodique ou prostatite qu'on observe des signes de pyélite, se traduisant par de l'albuminurie, de la sensibilité rénale, des frissons, de l'embarras gastrique. Le grand signe de la pyélite c'est la pyurie, c'est-à-dire que l'urine reste trouble sans s'éclaircir par le repos. Cette pyurie est toujours accompagnée de polyurie : c'est la polyurie trouble, comme on l'a justement appelée. Comme l'a répété bien des fois le professeur Guyon, la rétention appelle l'infection, et le meilleur moyen de parer à ses accidents est de rétablir le cours facile de l'urine.

Il est aisé de comprendre le mécanisme de cette infection urinaire, la diffusion des germes pyogènes se faisant aisément en sens inverse du courant de l'urine, du moment que celui-ci est ralenti ou même momentanément supprimé. Albaran d'ailleurs a reproduit chez des animaux cette pyélo-néphrite par voie canaliculaire, en liant l'uretère et en injectant une culture microbienne au-dessus de la ligature.

Évidemment, une personne qui prend soin d'elle-même saura toujours consulter son médecin avant d'en être arrivée à cette phase grave de sa maladie; néanmoins la pyélo-néphrite est une maladie qui se rencontre encore trop souvent en clientèle. Nous ne parlerons pas de son traitement classique par les moyens médicaux : repos au lit, lait et sangsues, ou par les moyens chirurgicaux : cathétérisme des uretères et lavage du bassinet. Nous ferons simplement deux remarques. La première, c'est qu'on ne se servira, comme l'a recommandé Robin, des alcalins qu'avec la plus grande prudence, pour conserver aux urines leur réaction acide, et pour ne pas permettre aux phosphates de former, en se précipitant, des calculs secondaires. La seconde, c'est que les balsamiques titrés, comme le pagéol, pris à des doses modérées, non seulement ne risqueront pas de congestionner le rein, qui ne l'est déjà que trop, mais combattront efficacement la pyélite et la cystite en s'éliminant par l'urine et en l'antiseptisant.

Il faut donc soigner très exactement la blennorragie pour éviter qu'elle ne remonte jusqu'au rein, car la pyélo-néphrite gonococcique se transforme trop souvent en néphrite tuberculeuse. Ici, comme nous l'avons déjà vu pour la vessie, le bacille de Neisser prépare le terrain pour le bacille de Koch. Remarquons d'ailleurs que le pagéol est des plus efficaces contre la tuberculose rénale. Le docteur P. Semanne, de la Faculté de Paris, n'hésite pas à conclure dans ce sens dans son fort intéressant mémoire intitulé : *La tuberculose rénale peut-elle guérir sans opération* (1) ? Mais il vaut toujours mieux prévenir le mal que le combattre. Il est indispensable, bien entendu, de stériliser l'urine par le pagéol dans tous les cas de pyélo-néphrite.

Mais combien de pyélites dites gravidiques doivent être mises en réalité sur le compte de la blennorragie? Combien de reins calculeux sont des reins qu'a touchés le gonocoque et où l'infection aura localisé la précipitation des calculs chez le goutteux? Combien de reins flottants également ont pour point de départ la blennorragie? Et par suite combien de phosphaturies et d'albuminuries dites cryptogénétiques et qui sont en réalité de nature gonococcienne? Il est bien entendu que, dans tous ces cas, dont plusieurs sont des plus rebelles, la médication de fond sera la pagéolisation des voies urinaires; mais on devra lui associer la médication par l'urodonal, dont l'éloge n'est plus à faire, pour traiter et modifier la diathèse.

---

(1) « Le pagéol aseptise à merveille et décongestionne mieux encore les muqueuses des voies urinaires, en rénovant leurs tissus, en rajeunissant, régénérant leurs cellules, auxquelles il confère une nouvelle vie. Sitôt, donc, que nous inclinons simplement à penser qu'un parenchyme rénal peut être porteur de quelques granulations suspectes, sans même attendre la réaction générale, les sourdes douleurs, encore moins l'hématurie indicatrice, administrons chaque jour à notre client quelques capsules de pagéol. A plus forte raison, insistons sur cette administration, à la dose de 6 capsules par jour, si un pissement de sang venait terrifier le malade. Car chose absolument démontrée, *le pagéol arrête, avec une facilité remarquable, de semblables hémorragies*, en même temps qu'il tend à cicatriser les blessures et les lésions que peut déterminer la présence des tubercules. Le tout sans aucun danger, sans accoutumance, ou intolérance, même après une administration prolongée.

« Qu'il s'agisse donc de préparer le terrain opératoire, de prévenir les suites défavorables et d'éviter les complications du traumatisme chirurgical (cystites et autres), d'assurer la préservation du rein demeuré sain par une décongestion préventive; qu'il faille, au contraire, songer, après une néphrectomie précoce, à parfaire l'œuvre de l'opérateur, de façon à ce que celle-ci puisse donner réellement tout ce qu'elle peut donner; qu'il y ait lieu, enfin, d'adoucir les souffrances du phtisique atteint de tuberculose rénale, ou du porteur du bacillose glandulaire bilatérale inopérable, ce sera toujours au pagéol que nous aurons recours...

« Certes, il ne nous viendrait jamais à l'idée de prétendre que ce parfait médicament guérit seul la tuberculose rénale, et nos lecteurs ne nous prêteront pas non plus de pareilles prétentions, après nous avoir lu. Mais, sans la moindre hésitation, ils seront, comme nous, les premiers à reconnaître, que dans une affection aussi grave que la tuberculose du rein, le chirurgien ne saurait trouver ailleurs, de meilleur concours. Ils conviendront que le pagéol est vraiment pour lui, à toutes les périodes de la maladie, le plus merveilleux auxiliaire qui se puisse rêver. » (Dr SEMANNE).

F. — LA BLENNORRAGIE,

MALADIE GÉNÉRALE

La blennorragie ne reste pas toujours localisée, ni dans son évolution ni par ses complications, à l'appareil urinaire ou à l'appareil génital de l'homme ou de la femme, mais plus spécialement de l'homme. Il n'est pas rare que le gonocoque, par son passage dans la circulation générale, aille exercer au loin ses ravages, soit qu'il soit pur, soit qu'il soit associé aux autres microbes, pour réaliser des infections gono-staphylococciques, gono-streptococciques, gono-pneumococciques, etc., comme on les a appelées.

Dans le canal de l'urètre, le gonocoque peut traverser la muqueuse, et aller jusqu'au tissu sous-muqueux. Dans les glandes du canal de l'urètre, il détermine de vives poussées inflammatoires qui s'appellent littrites ou folliculites : inflammation des glandes de Littré, et coopérites ou inflammation des glandes de Cowper. Du tissu sous-muqueux, par un mouvement actif de résorption, il peut passer dans les vaisseaux. Ce qui le prouve, c'est qu'on l'a retrouvé dans leurs parois; ce qui le prouve, ce sont les lymphangites et adénites à gonocoques, ce sont les métastases gonococciques, c'est enfin la gonohémie.

On peut dire que la blennorragie, maladie générale, affectionne tout particulièrement le système locomoteur. Cela se voit surtout quand la virulence du microbe est exaltée pour une raison ou pour une autre. Si on ne le retrouve pas dans l'articulation ou les articulations atteintes du rhumatisme blennorragique, c'est qu'on le cherche trop tard, ou qu'il est cantonné dans la synoviale, ou qu'il est en trop petite quantité pour être décelé par l'examen microscopique direct.

C'est surtout l'homme qui y est exposé, quand son urétrite, d'antérieure devient postérieure, et à l'occasion de l'invasion des glandes annexes comme l'épididyme et la prostate. C'est bien souvent le genou qui est pris et le rhumatisme est tantôt mono-articulaire, tantôt poly-articulaire. Trop souvent, l'ankylose fibreuse s'observe et l'atrophie musculaire persistante se produit. Dans certains cas, il y a épanchement; dans d'autres, il y a seulement un fort épaississement inflammatoire des tissus péri-articulaires.

Le pronostic de ces arthrites peut devenir sérieux, par ce fait que le microbe de Neisser peut servir de cause d'appel au bacille de Koch et faire dégénérer l'arthrite en tumeur blanche.

C'est le rhumatisme blennorragique qui, localisé sur les mains, cause cette déformation fusiforme si curieuse, connue en pathologie sous le nom de doigts en radis de Fournier. Il faut donc le traiter sérieusement et, à ce propos, nous ne croyons pouvoir mieux faire que citer cet extrait d'un mémoire sur le rhumatisme blennorragique, par le docteur Bertrand (*Gazette médicale de Paris*) :

« Le pagéol est le fondement, la base du traitement de l'arthrite ou du rhumatisme blennorragique parce qu'il est celui de la blennorragie elle-même, car son action s'exerce non seulement à la surface, mais également dans la profondeur des tissus, dans l'intimité de leurs éléments histologiques où il s'en vient en même temps supprimer toute stase lymphatique, stase qu'on retrouve presque toujours à l'origine de tout épanchement, de tout dépôt plastique, comme il s'en forme dans les articulations atteintes de rhumatisme blennorragique. »

C'est qu'en effet le gonocoque est capable de causer, dans les articulations qu'il frappe, non seulement des arthralgies et des arthrites aiguës, mais des hydarthroses, même suppurées, et où l'on retrouve le gonocoque dans le pus même. La lésion des articulations peut aller jusqu'à la poly-arthrite déformante. Il faut donc traiter sérieusement le rhumatisme blennorragique : les hautes doses de pagéol remplissent pour le mieux cette indication.

Nous venons de voir que le gonocoque cause des épanchements dans le genou, il en cause également dans la plèvre : on a vu des pleurésies à gonocoques et même des pleurésies purulentes à gonocoques. Il peut donc frapper aussi bien l'appareil respiratoire que l'appareil locomoteur. Bien plus, il peut aller déterminer des épanchements jusque dans le sac péricardique, épanchements séro-purulents où l'on retrouve le gonocoque à l'état de pureté.

Une autre localisation de l'infection blennorragique sur l'appareil circulatoire, c'est l'endocardite. Elle n'est pas rare et complique souvent le rhumatisme de même nature. On l'observe, en général, pendant la période aiguë de l'affection. Elle a un début insidieux : le sujet est mal à son aise, éprouve un malaise général. Tantôt il a des palpitations et de la dyspnée, tantôt la fièvre et un certain état gastrique marquent le tableau.

L'endocardite peut être légère et n'être découverte que par un hasard d'auscultation, car elle a en général un début insidieux dans la période aiguë de la maladie; elle peut être maligne aussi et plonger le malade dans un état typhoïde. Elle peut aller jusqu'à la perforation et la destruction des valvules. C'est un accident grave. Nous ne ferons que citer les myocardites qui se rencontrent également dans l'infection blennorragique généralisée, où l'on retrouve le gonocoque dans les parois du cœur, au milieu de foyers d'infiltration leucocytaire. Nous ne ferons également que citer les phlébites blennorragiques.

Les atteintes de la blennorragie sur l'appareil digestif sont des plus fréquentes, spécialement la stomatite et l'entérite gonococciques. Mais la stomatite est bien moins fréquente que la rectite, dont le rétrécissement rectal est l'aboutissant fatal, et qui se complique toujours de dyspepsie rebelle. Notons ici que souvent les sujets atteints de blennorragie souffrent de constipation opiniâtre. Le pagéol ici ne sera pas toujours suffisant pour en venir à bout. Il faudra employer concurremment le jubol, qui est le grand spécifique de la constipation et la guérit d'une façon physiologique, en faisant la rééducation de l'intestin.

La blennorragie est même suivie quelquefois de complications nerveuses, du côté du cerveau tout d'abord : on connaît la méningite et la méningo-myélite blennorragiques, cette myélite qui entraîne si souvent à sa suite l'atrophie musculaire. Mais c'est la névralgie sciatique qui est la plus fréquente, surtout à la suite du passage dans le sang des toxines gonococciques. Enfin, on connaît des paraplégies qui relèvent de la même cause. Bien plus, on a même décrit une folie blennorragique. Ces localisations nerveuses sont surtout fréquentes pendant la période aiguë de l'affection et se rencontrent presque exclusivement chez l'homme.

La blennorragie ne respecte même pas l'organe de la vision. On sait combien est lamentablement fréquente la conjonctivite blennorragique des nouveau-nés dont les mères, plus ou moins suspectes de blennorragie, n'ont pas fait suffisamment d'antisepsie vaginale au moyen des injections gyraldosées. Cette conjonctivite non soignée à temps, se propage à l'œil sur lequel elle forme des taies, causant trop souvent l'ophtalmie purulente avec fonte de l'œil. L'œil est gonflé et il en sort une sécrétion purulente qui ulcère et perfore la cornée. Enfin les adultes qui ne prennent pas soin de se laver soigneusement les mains, quand ils sont atteints de blennorragie, dans un liquide antiseptique comme l'eau gyraldosée, risquent de se contaminer les yeux et se les contaminent même souvent, et d'une façon très sérieuse.

Nous avons parlé plus haut des pyélo-néphrites par voie ascendante. Il y a d'autres pyélo-néphrites par voie sanguine, par infection sanguine générale, par voie descendante. C'est dans ces cas qu'on a des albuminuries, sans cystite par exemple, ce qui prouve qu'il faut toujours faire l'analyse des urines.

Enfin, la gonohémie peut se traduire au dehors par des manifestations cutanées diverses : érythèmes, purpura, hyperkératoses.

Nous n'ajouterons plus qu'un mot, c'est que la blennorragie est une maladie profondément anémiante et déprimante et que la cure de pagéol doit être complétée, dans un grand nombre de cas, par une cure de globéol. Le globéol en effet rend à l'organisme les globules de sang avec leurs ferments vivants et huit pilules de globéol fournissent à l'organisme un verre à liqueur de sang.

Nous n'insisterons pas davantage sur ces faits, qui sont maintenant classiques. Le pagéol ne fait pas que la thérapeutique curative de la blennorragie, soit en provoquant la *fonte cellulaire du gonocoque* avant même l'arrivée des leucocytes, soit en développant dans le sérum du malade des *anticorps* qui vont lutter victorieusement contre les toxines gonococciennes: le pagéol fait, d'une façon bien plus merveilleuse encore, la thérapeutique préventive de la blennorragie. Pris immédiatement avant ou même après un rapport douteux, il se sera diffusé dans l'organisme avant que le gonocoque ait eu le temps de se développer, *étant neutralisé sur place et ayant subi la bactériolyse*, avant d'avoir pu causer ses ravages dans l'organisme.

Les temps ne sont pas encore venus en effet, où la vaccinothérapie antigonococcique pourra être employée avec succès pour entreprendre la lutte contre la blennorragie. Le Professeur Legueu le redisait encore dans une de ses dernières leçons cliniques : « A considérer ces résultats, il apparaît que le vaccin de Nicolle et Blaizot réussit surtout là où il n'existe pas de gonocoque... Prévenu des résultats peu encourageants que nous en avions retirés, M. Nicolle nous a priés d'attendre quelque temps encore les perfectionnements qu'il était en train d'introduire dans sa méthode... J'estime que la vaccination n'a pas encore résolu de façon surprenante le traitement de cette infection. Ses partisans nous demandent un délai pour améliorer leurs produits et leurs méthodes; attendons encore qu'ils puissent mieux satisfaire nos désirs et ceux de nos malades. »

Aussi nous ne croyons pouvoir mieux faire en terminant cette étude sur le pagéol, le premier stérilisateur des voies urinaires, que citer les lignes si vraies, écrites par un de nos meilleurs praticiens, dans une étude sur la sérothérapie et la vaccinothérapie gonococciques : « La médication par le pagéol « réalise la synthèse de la vaccinothérapie comme de la sérothérapie anti« gonococciques. Pris à la suite d'un contact suspect à la dose de 16 capsules « par jour, il réalise *l'imprégnation antigonococcienne de la muqueuse des* » *voies urinaires*, il réalise bien la vraie sérothérapie et la vaccinothérapie « préventives de la blennorrhée. Il se comporte bien comme un sérum poly« valent, tuant les microbes de la suppuration associés au microbe causal « de la maladie, au gonocoque de Neisser. Si on n'a pas eu la précaution de « prendre le pagéol à titre préventif, on peut le prendre à titre curatif; il « décongestionnera alors les muqueuses enflammées et, en rajeunissant les « cellules, provoquera la régénération complète des voies urinaires, tuant « tous les gonocoques et évitant ainsi les complications de la blennorragie. »

BIBLIOGRAPHIE DU PAGÉOL

Docteur ANTONIOU, Lauréat de la Faculté de Médecine de Paris.

Complications des urétrites chroniques. (Gazette Médicale de Paris.)

Docteur BAYET, de la Faculté de Médecine de Paris.

Reins et Vessie.

Docteur BERNARD, de la Faculté de Médecine de Paris, ancien Interne de l'Asile national de Gaillon.

Nature et Traitement des Cystites et Péricystites. (Gazette Médicale de Paris, 21 janvier 1914.)

Docteur BERTRAND, de Malzéville.

Comment on guérit rapidement et sûrement le rhumatisme blennorragique.

Professeur FLEURY, Professeur de Matière médicale à l'Ecole de Médecine de Rennes.

Un nouvel antiseptique urinaire. (Note à l'Académie des Sciences, 27 janvier 1913.)

Docteur GARDETTE.

Formulaire des spécialités pharmaceutiques. (Paris, Baillière.)

Docteur Henry LABONNE, de la Faculté de Paris, Licencié ès sciences, Médecin spécialiste à Marseille.

Comment on traitait jadis, comment il faut traiter aujourd'hui la blennorragie. (Gazette Médicale de Paris, 26 novembre 1913.)

Professeur O. LASSABATIE, ancien Médecin principal de la Marine et Professeur à l'Ecole d'application du Service de Santé de la Marine à Toulon.

Y a-t-il un traitement médicamenteux de l'Hypertrophie de la prostate ? (Communication à l'Académie de Médecine, 3 décembre 1912.)

Professeur G. LÉGEROT, ancien Professeur de Physiologie générale et comparée de l'École Supérieure des Sciences d'Alger.

Pharmacodynamie et applications cliniques de la médication par l'Urodonal. (Maloine, éditeur.)

Docteur LIBOUROUX, Médecin légiste, ancien Professeur aux Écoles de Médecine navale.

La Bartholinite et son traitement.

Docteur André LUCAS, ancien interne de l'hôpital Saint-Lazare, membre de la Commission extra-parlementaire du régime des mœurs, médecin consultant à Monte-Carlo.

Hygiène et Éducation sociale des maladies vénériennes. (Gazette Médicale de Paris, 21 avril 1910.)

Docteur MALDÈS, de la Faculté de Médecine de Montpellier, Lauréat de l'Université.

Les Inconvénients des balsamiques. Par quoi les remplacer ? (Gazette Médicale de Paris, 1er avril 1914.)

Docteur MERCIER, de la Faculté de Médecine de Paris, Ex-Interne de l'Hôpital Desgenettes, Ex-Directeur de Laboratoire d'Hygiène.

L'Hypertrophie de la prostate.

Docteur POLLE, de la Faculté de Médecine de Paris, ancien Externe des Hôpitaux de Paris, Médaillé de l'Assistance publique.

Gonococcie et Puerpéralité. Complications, Traitement.

Docteur ROCQUET, ancien Interne des Hôpitaux de Paris.

Méfions-nous de la prostate.

Docteur P. SEMANNE, de la Faculté de Médecine de Paris, ancien aide de travaux d'anatomie et de physiologie à l'Ecole de Médecine de Nantes, ancien Professeur à l'Ecole de Médecine de Nantes, ancien Interne des Hôpitaux de Nantes.

La Tuberculose rénale peut-elle guérir sans opération ?